SURDITÉ
BRUITS

LEUR NATURE, LEURS CAUSES, LEURS SYMPTOMES

GUIDE DE MON TRAITEMENT

DOCTEUR C. GUÉRIN

ANCIEN INTERNE EN MÉDECINE ET EN CHIRURGIE
DES HÔPITAUX DE PARIS

Seizième Édition

PARIS
AUGUSTE GHIO, ÉDITEUR
PALAIS-ROYAL, 1, 3, 5, 7, GALERIE D'ORLÉANS

1882

SURDITÉ ET BRUITS

PARIS. — IMP. V. GOUPY ET JOURDAN, RUE DE RENNES, 71

SURDITÉ
BRUITS

LEUR NATURE, LEURS CAUSES, LEURS SYMPTOMES

GUIDE DE MON TRAITEMENT

DOCTEUR C. GUÉRIN

ANCIEN INTERNE EN MÉDECINE ET EN CHIRURGIE
DES HÔPITAUX DE PARIS

Seizième Édition

PARIS

AUGUSTE GHIO, ÉDITEUR

PALAIS-ROYAL, 1, 3, 5, 7, GALERIE D'ORLÉANS

1882

AVIS

Les Personnes qui désirent me consulter par correspondance sont priées :

De parcourir ce livre et de lire surtout le chapitre relatif au développement et aux effets de la Surdité (page 50) et des Bruits dans les oreilles (page 58);

De me répondre successivement à chacune des demandes de mon QUESTIONNAIRE (page 119), afin que j'aie tous les détails qui me sont nécessaires pour pouvoir reconnaître au juste la nature du mal et leur donner mon avis.

Elles trouveront, (page 66), tous les renseignements désirables sur la nature de mon Traitement.

Docteur C. GUÉRIN,
Rue Valois, 17 (Palais-Royal), — à Paris,
de 2 à 3 h.

———

SURDITÉ et BRUITS

MÉCANISME DE LA VIE

Je crois utile de donner d'abord au Lecteur une idée générale de cette merveilleuse machine que l'on appelle le corps humain, de lui expliquer le travail fonctionnel de ses organes, le *Mécanisme de la vie* ; comment le sang résulte de la digestion de nos aliments ; comment il circule dans tout notre corps, pour y soutenir et réparer nos forces, y porter la chaleur, y entretenir la santé et la vie ; tout cela mis en jeu par une force électrique, le fluide nerveux, et fonctionnant sous le souffle de la vie.

§ 1. **La Digestion**. — Les arbres et les plantes se nourrissent en absorbant, par le chevelu de leurs racines, l'eau et les sucs nourriciers que la terre végétale renferme : cette sève monte dans les racines, puis dans le tronc, et porte la nourriture et la vie à l'arbre tout entier.

La Nature procède d'une façon analogue chez l'homme et tous les animaux. Mais nous ne trouvons pas, comme la plante, nos aliments tout prêts à être assimilés; avant d'être absorbés, avant de pouvoir se convertir en notre chair et en nos os, les aliments sont modifiés, transformés, dissous et métamorphosés par l'appareil digestif; ils sont réduits en une bouillie molle et pulpeuse, le *chyme*, puis en un liquide nourricier, le *chyle*, qui contient la partie nutritive de nos divers aliments et qui ne tarde pas lui-même à se transformer en *sang*.

L'homme choisit donc dans la nature les divers aliments qui lui conviennent et fait subir, à la plupart, des préparations culinaires préalables, qui ont pour but de les rendre plus appétissants et surtout plus digestibles. Les aliments, portés à la bouche, sont broyés par les dents, imprégnés de salive et transformés en une pâtée qui est avalée, ainsi que les boissons; le tout traverse le gosier, descend par un canal membraneux, l'*OEsophage*, jusque dans l'estomac.

L'*Estomac* représente un sac membraneux, une cornemuse, fermé par deux orifices, l'un d'entrée, le *Cardia*, et l'autre de sortie, le *Pylore*. Les boissons, ne nécessitant presque aucune digestion, sont absorbées et arrivent rapidement dans le torrent circulatoire. — Les aliments, la bouillie ou pâtée alimentaire, une fois le repas fini, restent un temps variable dans l'estomac, selon leur nature et leur degré de digestibilité: ils y sont digérés par l'action du *Suc gastrique*, qui les transforme peu à peu en une bouillie grisâtre, qui est le *Chyme*. — A mesure qu'une certaine quantité de Chyme est formée, le Pylore s'entr'ouvre pour la laisser passer dans le *Duodénum*, première partie de l'intestin, où se complète la digestion sous l'influence de la *Bile* et du *Suc pancréatique*.

La *Bile* est sécrétée incessamment par le *Foie*, très grosse glande située à droite de l'estomac ; elle s'amasse en réserve dans la vésicule du *fiel* et s'écoule après chaque repas, par les *Canaux biliaires*, dans le duodénum où elle se mélange au *Chyme*, qui y arrive peu à peu de l'estomac.— Le *Suc pancréatique* est un liquide analogue à la salive : sécrété par le Pancréas, glande semblable aux glandes salivaires et située au-dessous et en arrière de l'estomac, il se déverse dans le duodénum, après chaque repas, par le canal pancréatique.

La Digestion, commencée dans l'estomac, s'achève ainsi dans le duodénum. La bouillie jaunâtre qui en résulte, parcourt ensuite lentement toute la longueur de l'*Intestin grêle*, qui enroule ses longs replis en une masse qui remplit tout le ventre. — L'intérieur de ce long canal membraneux est hérissé de villosités, analogues à celles d'une étoffe de velours à longs poils : ces milliards de villosités constituent autant de pores, de bouches béantes et affamées, qui absorbent les sucs nutritifs de la bouillie alimentaire à mesure que celle-ci passe à leur contact ; ce suc nourricler absorbé, c'est le *Chyle*, résultat définitif de tout le travail de la Digestion.

De même que chez les plantes, d'innombrables racines enveloppent de leur chevelu, d'une finesse microscopique, l'estomac et les intestins, y sucent et y aspirent par l'intermédiaire des villosités ou pores dont je viens de parler, les boissons et les sucs nourriciers que nos organes digestifs ont su extraire de nos aliments, de cette terre animale. — Ce Chyle, ainsi sucé et aspiré par les villosités intestinales, s'engage dans les canaux chylifères, monte dans ces canaux comme la sève dans un arbre, et vient se déverser dans la *Veine cave*, au moment où celle-ci ramène au cœur le sang qui a circulé dans toutes les parties du corps.

§ 2. **Le Sang.** — Le sang est un liquide qui sert *d'intermédiaire* entre les aliments et notre corps. Pour que le pain, la viande, les légumes, les fruits, les boissons, etc., dont nous faisons notre nourriture, se transforment en notre corps et deviennent la chair de notre chair et les os de nos os, il faut que ces aliments et ces boissons se transforment préalablement en *un liquide*, le *Chyle*, qui se transforme lui-même en notre *sang*. Aucun aliment ne peut nous nourrir, si nos organes digestifs ne peuvent en *liquéfier* certaines parties, en fabriquer du *chyle* qui, lui-même, se métamorphosera en sang.

Vu au microscope, le *sang* est formé d'un liquide, incolore et limpide comme de l'eau, liquide dans lequel nagent des milliards de *globules rouges* d'une petitesse microscopique ; il y en a plusieurs milliers dans une seule goutte de sang : ce sont ces globules rouges qui donnent au sang sa couleur, en même temps que sa puissance nutritive et réparatrice, et c'est leur nombre proportionnel plus ou moins grand qui fait la richesse ou la pauvreté du sang.

Au point de vue chimique et vital, le sang contient *tous* les éléments chimiques, *toutes* les substances que les analyses et les recherches les plus savantes ont pu découvrir dans notre corps. C'est à cette composition chimique et vitale du sang, qu'est due sa propriété de pouvoir nourrir et restaurer notre corps, réparer ses pertes, produire de la chaleur et fournir les matériaux des diverses sécrétions organiques.

Le sang est donc bien de la *chair coulante*, qui représente notre chair, nos os, nos organes, la totalité de notre corps enfin, à *l'état liquide*.

§ 3. **Circulation du Sang.** — Le *sang*, liquide nourricier intermédiaire entre les aliments et nos tissus organiques, *circule* à travers toutes les parties de notre corps dans un vaste réseau de tuyaux, auxquels on donne le nom d'*Artères*, de *Capillaires* et de *Veines*, absolument comme l'eau et le gaz circulent à travers une ville dans des tuyaux qui se ramifient à l'infini ; il y est mis en mouvement par une double pompe aspirante et foulante, le *Cœur*.

1.

Le *Cœur*, n'en déplaise aux poètes, est tout simplement une merveilleuse machine hydraulique, composée de *deux pompes*, aspirantes et foulantes toutes les deux, soudées l'une contre l'autre de manière à former un seul organe. Ces deux pompes fonctionnent incessamment, avec un ensemble parfait, depuis six mois avant notre naissance officielle jusqu'à notre mort, à raison de soixante à soixante-dix coups de piston par minute ; chaque battement du cœur, chaque pulsation du pouls, correspondent à chacun des coups de piston de cette merveilleuse pompe.

A la portion *foulante* de chacune des deux pompes du cœur, est soudé un gros tuyau, une Artère : l'artère de la pompe *droite* porte le sang dans les poumons ; celle de la pompe *gauche* (artère aorte) porte le sang dans toutes les parties de notre corps. Ces deux grosses artères se ramifient, en effet, comme le tronc d'un arbre, se divisent et se subdivisent en grosses branches, puis en petites branches, puis en rameaux, puis en ramuscules, puis enfin en une sorte de chevelu, les canaux *capillaires*.

Ces innombrables subdivisions en arrivent en effet à former des canaux, des tuyaux, plus ténus et plus grêles que les cheveux les plus fins : ce sont les *Capillaires*. Tous ces tuyaux capillaires, d'une finesse microscopique, communiquent entre eux et forment une sorte de treillage, de filet, de dentelle, à mailles très fines et très délicates.

Après avoir formé cet immense réseau, qui

pénètre dans toutes les profondeurs de notre organisme, les Capillaires s'abouchent les uns aux autres, se réunissent et se soudent ensemble, de façon à former de nouveaux tuyaux plus gros, des *Veines*. Ces tuyaux, dont le calibre grossit peu à peu, forment d'abord des ramuscules, puis des rameaux, puis de petites branches, puis de grosses branches, puis enfin deux grosses veines: la *Veine pulmonaire*, qui ramène le sang des poumons et la *Veine cave*, qui ramène le sang de tout le reste du corps, ainsi que le *Chyle* que lui déversent les *Canaux chylifères*.

§ 4. La Vie organique. — Maintenant que nous connaissons la disposition de l'appareil, suivons le sang dans sa *course circulaire* à travers toutes les parties de notre corps. — Supposons le moment où le sang part de la pompe *gauche* du cœur, et voyons le trajet qu'il va parcourir pour revenir à son point de départ.

La pompe gauche du cœur lance le sang dans l'*Artère aorte*, qui ne tarde pas à se ramifier et à se subdiviser à l'infini, ainsi que je l'ai dit; le sang circule dans les divisions et subdivisions artérielles et arrive dans le réseau, à mailles fines et délicates, constitué par les Capillaires.

Les *Capillaires* sont des tuyaux d'une finesse microscopique, communiquant entre eux, et formant une sorte de treillage, de filet, de dentelle, à mailles très fines, très délicates, et tellement petites, qu'on ne peut enfoncer une aiguille dans n'importe quelle partie de notre corps sans en déchirer plusieurs ; ils forment la trame et le canevas de tous nos tissus et de tous nos organes ; le sang se trouve ainsi en contact avec les innombrables molécules microscopiques, de diverse nature, dont l'ensemble constitue notre corps.

Or, le sang renferme *toutes* les matières premières, *tous* les matériaux nécessaires à l'entretien de notre corps, *tous* les éléments qui entrent dans sa structure et sa composition.

Eh bien, chacun des milliards d'atomes, chacune des innombrables molécules microscopiques de notre corps, ainsi que le ferait un ouvrier intelligent, prend dans le sang les matériaux que la Nature y a déposés à son intention ; puis, les travaille, les modifie et les transforme en sa propre substance : l'os y prend de quoi fabriquer, de quoi faire de l'os ; la chair, de quoi faire de la chair ; la peau, de quoi faire de la peau ; les ongles et les cheveux, de quoi faire des ongles ou des cheveux ; les glandes salivaires, de quoi fabriquer de la salive ; le foie, de la bile, etc.

Et remarquez qu'aucune de ces travailleuses, qu'aucune de ces innombrables molécules microscopiques ne se trompe et que l'os ne prend pas dans le sang ce qui est destiné à la peau, ni la peau ce qui est destiné à la chair, ni la chair ce qui doit servir aux cheveux, etc. — Comment cela se fait-il ? C'est là le mystère de la vie.

Mais ce n'est pas tout. — Notre organisme est soumis à un double mouvement, incessant et continu, d'entrée et de sortie, de composition et de décomposition, de recettes et de dépenses, d'assimilation et de désassimilation.

En même temps que les innombrables molécules de notre corps, que les innombrables ouvrières dont je viens de parler puisent dans le sang les matériaux de réparation et d'entretien dont il est chargé,... ces ouvrières, ces molécules y jettent, comme les ordures dans la rue, ou mieux dans l'égout, les plâtras, les déchets, les restes, les matériaux usés par le mouvement incessant de la vie, les cadavres des molécules et des atomes qui ont vécu dans nos organes, qui s'y sont usés, qui y ont fait leur temps, en un mot, tous les détritus de la vie organique.

Telles les générations animales et végétales naissent, croissent, se développent, vivent, vieillissent, meurent, se transforment en poussière, et sont sans cesse et journellement remplacées par d'autres, qui subissent les mêmes changements successifs, qui ont la même destinée.

La machine humaine se détériore sans cesse et sans cesse se restaure; la matière qui la constitue est dans un mouvement *perpétuel* de construction et de destruction, de renaissance et de métamorphose; à dix ou quinze ans d'intervalle presque toutes ses parties ont été renouvelées par le courant journalier des aliments et des boissons qui traversent notre appareil digestif.

Notre corps ne se comporte donc pas autrement que nos maisons, que nos édifices, qu'il faut entretenir et rest aurer de temps en temps, jusqu'au jour où, comme notre corps, ils s'écroulent et tombent dans la poussière d'où ils étaient sortis... *Souviens-toi*, nous dit l'Église, *que tu es poussière et que tu redeviendras poussière.*

§5. Purification du Sang. — Le sang, qui circule dans tous nos organes, est donc un véritable pourvoyeur, un messager, qui part à chaque seconde du cœur pour aller distribuer, dans tous les coins et recoins de notre corps, les matériaux de réparation et d'entretien dont il s'est chargé en partant ; il les distribue aux innombrables travailleuses qu'il rencontre sur son chemin, et il revient vers le cœur, rapportant en échange tous les matériaux usés et vieillis, tous les détritus, toutes les humeurs et les âcretés de nos organes.

Le sang, s'est donc, en route, peu à peu transformé en un sang noirâtre, impur, appauvri, et impropre à la vie :

Appauvri, car il a distribué à chacun de nos organes les sucs nourriciers, résultant de la digestion, dont il s'était chargé pour leur restauration.

Noir et impropre à la vie, car il est maintenant imprégné de gaz carbonique, produit par la combustion lente et insensible qui s'opère dans tout notre organisme ;

Impur, car il charrie actuellement tous les détritus de la vie organique.

Il se purifie de ces humeurs, de ces âcretés, en

se tamisant, en se filtrant à travers la muqueuse des intestins, où des millions de petites glandules, opérant ce travail de purification, y déversent tous ces détritus comme dans un égout;

Il se réapprovisionne, en recevant par les canaux chylifères les sucs nourriciers que lui fournit périodiquement chacun de nos repas;

Il se vivifie, en allant dans la poitrine se mettre en contact avec l'air extérieur, ainsi que je vais l'expliquer à l'article *Respiration*.

Enfin le sang revient au cœur pour recommencer, encore et toujours, cette course incessante qui ne cesse qu'avec le dernier battement du cœur.

§ 6. **Respiration.** — L'acte de la Respiration se passe dans les poumons. Les deux *poumons* remplissent toute la poitrine; au milieu d'eux est le cœur, ainsi que les grosses artères et veines qui en partent ou y arrivent; ils communiquent avec la gorge et par là avec la bouche et le nez, par un long canal, la *trachée* et le *larynx*.

Les deux poumons peuvent être comparés à deux énormes grappes de raisin ayant une tige commune, et dont la tige, les rameaux, les ramuscules et les grains seraient *creux*. La partie supérieure, le bout de la tige, correspondent au *larynx* situé dans la gorge; la tige elle-même, c'est la *trachée*; les ramifications, les divisions et subdivisions de la tige ou de la trachée, ce sont les *bronches*; le raisin, ou plutôt l'ensemble des grains du raisin (grains excessivement petits et tassés les uns contre les autres), ce sont les *vésicules pulmonaires*, le poumon lui-même, le *mou* dont on nourrit les chats.

Or, par les mouvements combinés et alternatifs de la poitrine et du diaphragme, mouvements analogues à ceux d'un soufflet, l'air pénètre par la bouche et le nez dans la gorge, dans le larynx, la trachée, les bronches et les vésicules pulmonaires, — puis ressort, en sens inverse, par le même chemin. Cette entrée et cette sortie alternatives de l'air constituent la Respiration, acte essentiel à la vie.

Voyons maintenant pourquoi nous respirons et ce que le sang vient faire dans les poumons.

La pompe *droite* du cœur qui a aspiré le sang *veineux* de toutes les parties du corps (sang déjà réapprovisionné et purifié, mais encore chargé de gaz carbonique et de vapeur d'eau), le lance par l'Artère pulmonaire dans les poumons; les divisions et subdivisions de cette Artère se ramifient dans les deux poumons, absolument comme nous avons vu celles de l'Artère aorte se ramifier dans toutes les parties de notre corps. Les Capillaires, qui résultent des ramifications terminales de l'Artère pulmonaire, finissent par envelopper chaque *vésicule* pulmonaire, chaque grain du raisin, d'un réseau à mailles fines et délicates comme une dentelle.

C'est dans ce réseau, c'est dans ces capillaires qui enveloppent les vésicules pulmonaires, que le sang se met en contact *médiat* avec l'air que la Respiration fait pénétrer à chaque instant dans nos poumons.

Le sang et l'air, — mis ainsi en contact *médiat*, séparés seulement par les parois de la vésicule pulmonaire et du tuyau capillaire, parois moins épaisses que la pellicule la plus fine qu'on puisse imaginer, — font ensemble un double échange :

1° Le sang abandonne à l'air le *gaz carbonique* et la *vapeur d'eau*, qui le rendaient noir et impropre à la vie. — C'est pour cela que plusieurs personnes réunies dans une chambre vicient rapidement l'air de cette chambre par le gaz carbonique de leur respiration ; c'est aussi pour cela que, en respirant contre une glace ou un métal poli, la vapeur d'eau de notre respiration s'y condense sous forme de buée.

2° L'air pur qui s'introduit dans nos poumons abandonne au sang son *oxygène*, gaz essentiellement vital et apte à entretenir la combustion et la vie ; plus cet air sera pur, plus il abandonnera d'oxygène au sang, plus il le vivifiera. — C'est pour cela que l'air *pur* de la campagne, du bord de la mer, des montagnes surtout, est si préférable à celui des villes ; c'est pour cela que les enfants, que les personnes faibles et délicates jouissent d'une meilleure santé à la campagne et que les convalescents s'y rétablissent plus promptement qu'à la ville ; c'est pour cela que les promenades à pied, que l'exercise en plein air, dans la campagne, en augmentant l'ampleur et la fréquence des mouvements respiratoires, en faisant pénétrer une grande quantité d'air pur dans nos poumons, sont choses si utiles et si excellentes.

Il résulte de ce double échange, que le sang se trouve modifié dans sa composition et dans sa couleur ; il était arrivé *veineux*, noirâtre et impropre à la vie : il revient au cœur, aspiré par le pompe *gauche* de cet organe, *artériel*, rouge vermillon et *vivifié*.

§7. Système nerveux.—Jusqu'ici, en examinaut la machine humaine, nous n'avons vu nulle part la force qui met tout en mouvement, la vapeur qui fait mouvoir ses rouages : cette force c'est le *fluide nerveux*.

Tous les Savants sont d'accord aujourd'hui pour admettre que le fluide nerveux est analogue au fluide électrique, analogue à l'électricité de la foudre, à celle que produisent nos machines électriques.

Il circule dans toutes les parties du réseau du système nerveux, absolument comme l'éclectricité circule dans le réseau des fils télégraphiques, avec une rapidité infinie.

Figurez-vous un empire, dans lequel tous les pouvoirs seraient absolument et fortement centralisés, et dont toutes les villes et les plus petits villages seraient reliés à la capitale, au Palais du Gouvernement, par un immense réseau de fils télégraphiques; figurez-vous que rien ne puisse se passer dans ces villes et ces villages sans que le

Gouvernement central en soit *immédiatement* averti par le télégraphe, et que rien ne puisse s'y faire sans que le Gouvernement ait expédié l'ordre d'agir dans tel ou tel sens. — C'est exactement ce qui se passe dans notre corps.

Le *Cerveau* est le Palais où réside le Gouvernement de la machine humaine ; c'est tout à la fois la pile électrique, productrice de la force vitale qui met en mouvement tous les organes, toutes les fibres de notre corps ; c'est également le siège des sensations, des passions, de l'intelligence, de la volonté ; c'est le véritable foyer de la vie ; c'est l'organe essentiel et exclusif de la pensée, de l'intelligence, du sens moral, des mystérieuses facultés de l'âme ; c'est l'organe intermédiaire entre le monde extérieur et notre petit monde intérieur ; c'est le lien mystérieux qui unit la matière à l'esprit, notre corps périssable à notre âme immortelle.

De la partie inférieure du cerveau, part un immense faisceau de fils télégraphiques, de *Nerfs* : ces nerfs consistent en des fils blanchâtres, plus fins que le cheveu le plus fin, plus ténu que des fils d'araignée ; ils sortent de la partie inférieure du cerveau au nombre de plusieurs milliers, rassemblés en un gros faisceau, en un gros câble électrique, la *Moelle épinière*.

De cette Moelle épinière, de ce câble électrique principal se détachent successivement de nombreux petits câbles secondaires, qui s'engagent dans les trous de la base du crâne et dans les trous latéraux de la colonne vertébrale : ces petits cables, ou *cordons nurveux*, se dédoublent successivement en cordelettes, puis en gros fils, puis en une sorte de chevelu, en des milliers de fils plus fins que la soie, en des *Nerfs* qui plongent dans tous nos organes, qui s'éparpillent dans toutes les parties de notre corps.

Ces milliers des Nerfs s'entre-croisent et s'entrelacent à chaque pas, et constituent ainsi sur leur parcours des enchevêtrements, des *plexus*, des réseaux nerveux, à mailles fines et délicates : toutes les parties de ces nombreux réseaux communiquent entre elles de mille manières et établissent ainsi mille correspondances entre toutes les parties de notre corps. De là, l'unité et l'harmonie entre tous les rouages de la machine humaine ; de là, la concordance et la solidarité entre tous les organes ; de là, l'unité vitale ; mais de là aussi, un *malaise général* quand un organe est malade, ou va devenir malade.

Les Nerfs transmettent au cerveau les sensations perçues par nos sens ou par nos organes ; et ce sont eux qui conduisent et transmettent les ordres de la volonté, le fluide nerveux, qui met les fibres musculaires en mouvement, qui met en jeu toutes les fonctions de notre organisme.

C'est par le cerveau et par le système nerveux que se manifeste cet être mystérieux qui habite en nous, cette âme qui sent, qui pense, qui réfléchit, qui veut, qui aime, qui souffre, qui agit en nous ; par eux, la vie intellectuelle ou morale, et la vie nutritive ou matérielle se trouvent intimement liées et deviennent jusqu'à un certain point solidaires l'une de l'autre : c'est ce qui explique l'influence du moral sur notre organisme et sur nos maladies, et réciproquement, de nos malaises et de nos maladies sur notre moral.

L'OREILLE ET L'OUIE

L'oreille est un appareil acoustique *vivant*, destiné à nous faire entendre les sons, c'est-à-dire à nous faire sentir et percevoir les vibrations de l'air appelées *sons*. Ces vibrations aériennes sont perçues par ce merveilleux appareil, qui est disposé de manière à les recueillir, à les concentrer, à les affaiblir ou les augmenter selon les besoins, à transmettre au cerveau les impressions qu'elles déterminent, et à produire ainsi en nous la sensation du *son*.

L'appareil de l'ouïe, dont nous étudierons plus loin le mécanisme, est essentiellement constitué par :

1° *L'oreille externe*, située sur les parois latérales de la tête, appendice fibro-membraneux et cutané, véritable cornet acoustique, dont la partie évasée, le *pavillon*, rassemble les ondes sonores, et dont la partie rétrécie comme un porte-voix, le *conduit auditif*, porte les sons jusqu'à la *membrane du tympan* ;

2° *L'oreille moyenne*, ou *la caisse du tympan*, cavité intermédiaire, située entre l'oreille externe et l'oreille interne : cette cavité, qui communique avec l'arrière-gorge par un étroit canal, *la trompe d'Eustache*, est traversée par la *chaîne des osselets*, qui tendent ou détendent la *membrane du tympan* et augmentent ainsi ou diminuent l'intensité des sons, selon les besoins.

3° *L'oreille interne*, ensemble de sinuosités tortueuses et très compliquées, creusées dans l'épaisseur de la portion rocailleuse de l'os temporal, cavités tapissées d'une membrane nerveuse extrêmement délicate.

§ 8. Oreille externe. — L'oreille externe se compose de deux parties : 1° Le PAVILLON, que le public désigne sous le nom d'oreille; — 2° Le CONDUIT AUDITIF, canal qui **porte les** ondes sonores, rassemblées par le pavillon, jusqu'au tympan.

1° *Pavillon*, ou *Oreille*. (Voir fig. 1.) — C'est un appendice fibro-membraneux, souple et élastique, recouvert d'une peau fine et rosée. Il est dirigé verticalement, mais un peu incliné d'arrière en avant; cette inclinaison en avant est variable selon les sujets.

Le pavillon, dont la grandeur est également variable selon les divers individus, présente des éminences et des anfractuosités qui ont pour but de rassembler les ondes sonores ; les Anatomistes ont donné un nom à chacune d'elles.

L'*hélix* est l'ourlet ou repli circulaire qui parcourt la circonférence de l'oreille ; il circonscrit sur toute sa longueur une gouttière nommée *gouttière de l'hélix.*

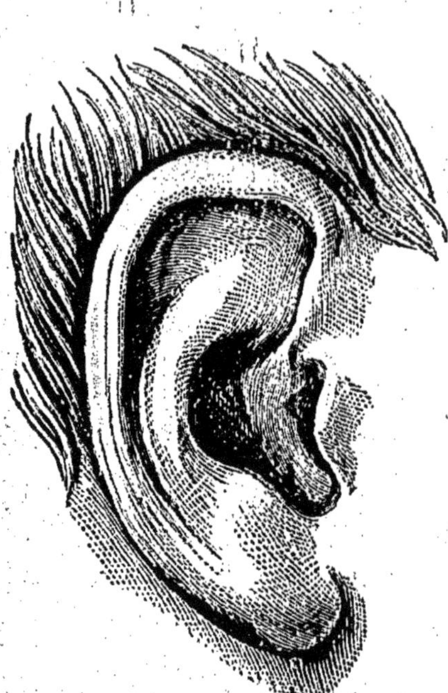

Fig. 1. *Oreille externe.*

L'*anthélix* est la saillie verticale, bifurquée en Y, inscrite dans la précédente ; la petite dépression , située entre les deux branches de l'Y, porte le nom de *fosse scaphoïde.*

Le *tragus* est cette saillie triangulaire placée au-devant de la conque, et qui, quand on appuie dessus, peut boucher l'entrée du conduit auditif.

L'*antitragus* est cet autre mamelon opposé au tragus, situé à la partie inférieure de l'anthélix, et qui surmonte le lobule.

Le *lobule* est l'appendice rosé qui termine inférieurement l'oreille et auquel se suspendent les boucles d'oreilles.

Enfin la *conque* est cette cavité limitée en arrière par l'anthélix, en avant par le tragus, en bas par l'antitragus. Cette cavité, qui rassemble les ondes sonores, est le vestibule du conduit auditif, dont on voit l'orifice en bas et en avant, derrière le *tragus*.

2° *Conduit auditif*. (Voir fig. 2.) — C'est un canal en forme de porte-voix, moitié osseux et moitié cartilagineux, qui prend naissance à la partie antérieure et inférieure de la *conque*, et qui s'enfonce dans l'épaisseur de l'os temporal jusqu'au *tympan*. Sa longueur est de 24 millimètres environ : comme la membrane du tympan, qui en ferme l'extrémité profonde, n'est pas verticale, mais oblique, il en résulte que la paroi inférieure est plus longue de 3 à 4 millimètres que la paroi supérieure. Son calibre n'est pas le même dans toute sa longueur, parce qu'il a la forme d'un porte-voix ; le diamètre de l'entrée est de 10 à 11 millimètres environ, tandis que le fond n'est que de 7 à 8. Sa direction générale est oblique en avant et un peu en bas.

Ce canal nous offre à considérer deux extrémités et un corps. — L'extrémité externe ou superficielle est l'orifice même du conduit ; elle se voit très facilement en avant et en bas de la conque, surtout quand on tire un peu l'oreille en arrière et en haut ; sa forme est elliptique ; on voit, sur le devant, quelques poils qui protègent l'entrée du conduit et empêchent la poussière et les insectes d'y pénétrer. — L'extrémité interne ou profonde est fermée par la membrane du tympan, que nous étudierons à part. — Le corps même du conduit auditif a la forme d'un cône ou d'un porte-voix un peu courbé sur lui-même ; cette courbure regarde obliquement en avant et un peu en haut ; de plus, ce porte-voix est légèrement tordu sur lui-même, de sorte que, si l'on prend le moule de ce conduit, ce moule aura quelque peu la forme d'un pas de vis à deux révolutions.

La peau qui tapisse l'intérieur du conduit auditif est très adhérente aux parties sous-jacentes ; elle est rosée, tomenteuse, et prend de plus en plus les caractères des membranes muqueuses à mesure qu'on l'examine plus profondément : aussi est-elle très sensible ; aussi est-elle assez souvent le siège de polypes et de végétations. Elle est surtout parsemée d'une très grande quantité de glandules microscopiques, qui sécrètent incessamment une humeur épaisse, onctueuse, analogue à la cire, appelée *cérumen*.

§ 9. Oreille moyenne.—Située entre le fond du conduit auditif et l'oreille interne, elle représente une étroite cavité, la *caisse du tympan*, dans laquelle s'ouvrent les *cellules mastoïdiennes* et la *trompe d'Eustache*. Etudions successivement chacune de ces parties. (Voir fig. 2.)

1° *Caisse du tympan.* — C'est une cavité remplie d'air, contenant les osselets de l'ouïe : aplatie et analogue à la caisse d'un tambour, elle est intermédiaire au conduit auditif et à l'oreille interne ; isolée de ces deux portions de l'appareil de l'ouïe par des membranes, elle communique en arrière avec les *cellules mastoïdiennes* et en avant avec la *trompe d'Eustache*. Elle est une dépendance des voies respiratoires, car elle est constamment remplie d'air, air qui se renouvelle pendant l'acte de la respiration et de la déglutition : cet air est indispensable, car il fait équilibre à l'air extérieur qui entre dans l'oreille externe et le conduit auditif, et exerce une pression sur la membrane du tympan.

Cette cavité a la forme d'un tambour ; de là le nom de *caisse du tympan*. Son diamètre transversal, c'est-à-dire l'espace qui sépare les deux peaux du tambour, mesure 6 à 8 millimètres ; son diamètre vertical, c'est-à-dire l'espace que limitent les parois solides de la caisse, est un peu plus étendu et mesure 10 à 12 millimètres. La caisse du tympan est donc très petite.

L'intérieur de la caisse du tympan est partout tapissé d'une membrane muqueuse, extrêmement fine et délicate, qui se continue par la *trompe d'Eustache* avec la muqueuse de l'arrière-gorge ; aussi voit-on les maladies de la gorge retentir sur la muqueuse de la *caisse du tympan*.

Tympan. — La paroi externe de cette cavité est formée par la *membrane du tympan*, qui ferme l'extrémité du conduit auditif. Cette membrane est encadrée, comme le verre d'un lorgon, dans un cercle osseux qui est soudé au pourtour de l'extrémité interne ou profonde du conduit auditif. Le tympan n'est pas posé verticalement, mais

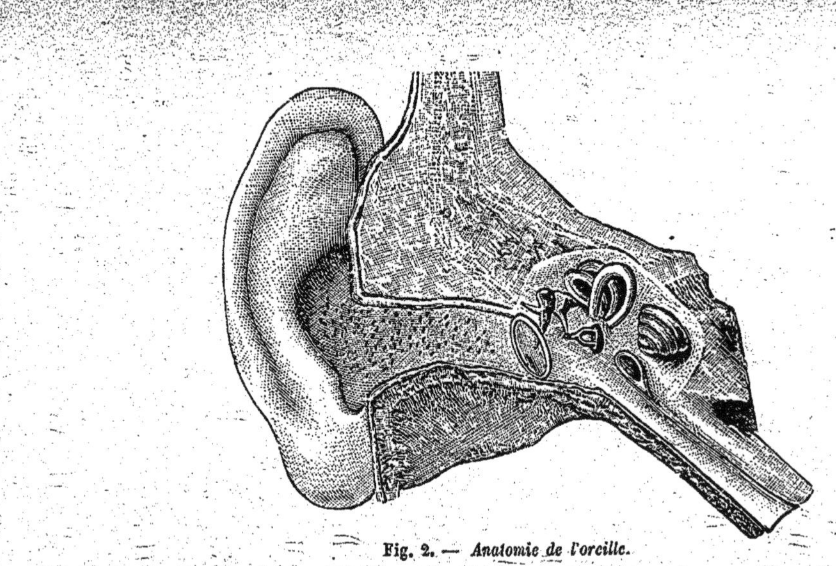

Fig. 2. — *Anatomie de l'oreille.*

L'Oreille externe constitue un cornet acoustique, formé par le *pavillon*, avec ses replis et ses sinuosités, et par la *conque*, qui donne accès dans le *conduit auditif*. Au fond de ce conduit se voit le *tympan*, encadré comme un lorgnon dans un cadre osseux.

L'Oreille moyenne ou *caisse du tympan*, est une cavité intermédiaire que traverse la *chaîne des osselets*, chaîne formée de quatre os : le marteau, l'enclume, l'os lenticulaire et l'étrier. Dans cette caisse existent cinq orifices : à gauche, le *tympan* ; en arrière, l'orifice des *cellules mastoïdiennes*, masqué ici par les osselets ; à droite, la *fenêtre ovale*, bouchée par la base de l'étrier et, au-dessous, la *fenêtre ronde* ; en bas la *trompe d'Eustache*, qui établit une communication entre l'oreille et l'arrière-gorge.

L'Oreille interne est constituée par : le *vestibule* creusé dans l'épaisseur de l'os, et dont on ne voit ici que deux entrées, la *fenêtre ovale* et la *fenêtre ronde* ; les troix *canaux demi-circulaires*, en forme d'anses ; le *limaçon*, en forme d'escargot. C'est dans ces canaux et ce limaçon que se ramifie le *ner fauditif* et qu'a lieu la perception des sons.

obliquement en bas, en avant et en dehors, Il n'est pas exactement tendu comme la peau d'un tambour ; il offre à son centre, du côté de la caisse, un point d'attache pour le manche du *marteau*, lequel peut tendre à volonté cette membrane et la rendre ainsi plus ou moins vibrante. Il est mince, translucide, et cependant formé de trois membranes superposées et intimement accolées : une externe, épidermique, qui se continue avec l'épiderme du conduit auditif ; une moyenne, fibreuse ; une interne, muqueuse, qui se continue avec la muqueuse de la caisse et de la *trompe d'Eustache.*

Sur la paroi interne, parallèle à la membrane du tympan et séparée d'elle par un intervalle de 6 à 8 millimètres existent les orifices de communication de l'oreille moyenne avec l'oreille interne, orifices bouchés par des membranes analogues à celle du tympan. — On y voit : — en haut, la *fenêtre ovale*, orifice elliptique de 4 millimètres de hauteur, que ferme la base d'un petit osselet nommé *étrier* : cet orifice donne accès dans le *vestibule* de l'oreille interne ; — en bas, la *fenêtre ronde*, orifice arrondi de 4 millimètres de diamètre, fermé par une membrane analogue à celle du tympan : il donne accès dans la *rampe tympanique du limaçon ;* — entre les deux fenêtres se trouve une légère éminence, le *promontoire*, et un peu en arrière, deux autres petites bosselures, la *pyramide* et la saillie de *l'aqueduc de Fallope.*

Le pourtour de la caisse, compris entre ces deux parois, présente : — en arrière, l'ouverture des *cellules mastoïdiennes*, cavités creusées dans l'épaisseur de l'apophyse mastoïde ; cette saillie osseuse, que l'on sent sous la peau en arrière de l'oreille, est creusée intérieurement d'un grand nombre d'alvéoles irrégulières, analogues à celles d'un gâteau de miel, alvéoles qui communiquent entre elles et avec la caisse du tympan ; — en bas se voit l'ouverture de la *trompe d'Eustache*, canal que je décrirai à part à cause de son importance ; — en haut, elle n'est séparée du cerveau que par une lame osseuse de quelques millimètres d'épaisseur ; — en bas, se voit une légère saillie formée par le canal osseux que traverse l'artère carotide, et en arrière celle que forme le golfe de la veine jugulaire.

Dans cette cavité, ou cette caisse, se voient quatre osselets infiniment petits, osselets dont on ne peut voir exactement les dispositions qu'avec une loupe : ils forment une chaîne non interrompue, étendue entre les deux peaux de la caisse, c'est-à-dire la membrane du tympan et la fenêtre ovale. Ils sont solidement articulés entre eux, de telle sorte que le moindre mouvement imprimé à l'os le plus externe de la chaîne, au marteau, se communique aux autres.

Ces osselets sont au nombre de quatre : le marteau, l'enclume, l'os lenticulaire et l'étrier. — Le *marteau* est le plus gros : son manche s'attache solidement au centre de la membrane du tympan ;

sa tête s'articule avec l'enclume. — *L'enclume* est composée : d'un corps à surface concave, articulé avec le marteau ; de deux jambes inégales, dont la longue s'articule avec l'os lenticulaire et dont la courte adhère par un ligament à la partie supérieure de la caisse. — *L'os lenticulaire* n'est autre chose qu'un petit noyau osseux, interposé entre la longue jambe de l'enclume et l'anneau suspenseur de l'étrier. — *L'étrier* s'articule par l'intermédiaire de l'os lenticulaire à l'enclume, et vient boucher par sa base la fenêtre ovale, que nous avons signalée sur la paroi interne de la caisse.

Trois muscles, que l'on ne peut voir qu'à la loupe, font mouvoir ces osselets, qui, par un mécanisme analogue à celui d'un mouvement de sonnette, augmentent ou diminuent la tension de la membrane du tympan. Ces trois muscles sont : le muscle interne et le muscle externe du marteau, et le muscle de l'étrier. Les osselets servent en outre à la propagation du son, ainsi que nous le verrons plus loin, en étudiant le mécanisme de l'ouïe. (Voir § 11.)

2° *Trompe d'Eustache.* — Elle consiste en un très étroit canal qui établit une communication permanente entre l'arrière-gorge et la caisse du tympan, où elle renouvelle incessamment l'air nécessaire à l'audition. — Elle est dirigée obliquemen, en avant, en bas et en dedans ; sa direction est à peu près rectiligne ; rétrécie à sa partie moyenne, elle est dilatée à ses deux extrémités, surtout à son extrémité gutturale. — Sa longueur est de 4 centimètres : son calibre n'est pas circulaire, mais elliptique, car le conduit semble être aplati de dehors en dedans; la portion rétrécie mesure 3 millimètres de diamètre transversal et 4 millimètres de diamètre vertical : l'orifice guttural mesure 5 millimètres de diamètre transversal et 6 ou 7 millimètres de diamètre vertical; l'orifice tympanique, 4 millimètres transversalement et 5 millimètres verticalement.

On voit donc, par ces chiffres, que la trompe est formée de deux cônes légèrement aplatis et soudés par leur sommet. C'est qu'en effet elle est constituée de deux portions distinctes, quoique continues : l'une osseuse, ou temporale, et l'autre cartilagineuse, ou gutturale. — La portion *temporale* est creusée dans l'épaisseur du rocher, au-dessus du canal osseux que traverse l'artère carotide et mesure 10 à 12 millimètres de longueur : c'est la partie la plus étroite de la trompe. — La portion *gutturale* a la forme d'un porte-voix, dont l'extrémité étroite se soude et fait suite à la portion tympanique ou osseuse, et dont l'extrémité évasée, ou pavillon, s'ouvre dans l'arrière-gorge. Elle est plus longue que la précédente et mesure 26 à 30 millimètres; son calibre, semblable d'abord à celui de la portion osseuse, augmente brusquement à son extrémité gutturale, où ce conduit s'évase comme le pavillon d'une trompe. Cette portion gutturale offre les rapports suivants : par sa face externe, avec les muscles péristaphylin externe,

ptérygoïdien interne et la base de l'apophyse ptéry-
goïde ; par sa face interne, avec le muscle péristaphylin interne et la muqueuse du pharynx.

L'orifice guttural se présente sous la forme d'une
saillie mamelonnée, percée d'une ouverture elliptique de 6 à 7 millimètres de diamètre ; dépourvu
de valvule, il est toujours béant comme l'orifice des
narines. Cet orifice est situé au-dessus du voile du
palais, sur la paroi latérale de la portion nasale du
pharynx ou arrière-gorge, à la réunion du tiers
antérieur avec les deux tiers postérieurs de cette
paroi. Il correspond : en avant, à l'extrémité postérieure du méat inférieur des narines, dont il est
distant de 4 millimètres ; en bas, il est séparé du
voile du palais par une distance de 7 à 8 millimètres et se trouve au niveau du point où ce voile
se recourbe. On peut sentir cet orifice en enfon-
çant profondément le doigt dans l'arrière-gorge.

La trompe d'Eustache est tapissée, dans toute
son étendue, par une membrane muqueuse qui se
continue avec celle de l'arrière-gorge et celle de
l'oreille moyenne : ce qui explique la propagation
des inflammations de la gorge jusque dans la
trompe et dans l'oreille moyenne.

§ 10. **Oreille interne.** — C'est la partie essentielle de l'appareil de l'audition : aussi l'oreille
externe ou pavillon, et même l'oreille moyenne,
peuvent-elles êtres détruites sans que tout espoir de
rendre l'ouïe au Malade soit perdu. S'il entend les
vibrations d'un diapason appliqué sur la tempe,

son oreille interne est encore saine et il est possible d'améliorer son état.

L'oreille interne est constituée par un ensemble de cavités osseuses contournées en labyrinthe, qui communiquent toutes les unes avec les autres; elles contiennent dans leur intérieur un liquide aqueux transparent, qui les remplit exactement, liquide dans lequel les divisions terminales du nerf auditif flottent comme des plantes aquatiques.

Cet ensemble de cavités labyrinthiques est complétement séparé de la caisse du tympan, en dedans et en arrière de laquelle elles sont placées. Cependant il existe une double communication *médiate* formée par la fenêtre ovale, bouchée par la base de l'étrier, et la fenêtre ronde, bouchée par une membrane analogue à celle du tympan.

L'oreille interne, ou labyrinthe, est formée de trois parties principales : une centrale et unique, c'est le *vestibule*; en arrière du vestibule, se voient des cavités en forme de tubes recourbés comme des anses et qu'on appelle *canaux demi-circulaires*, canaux qui s'ouvrent dans le vestibule par leurs deux extrémités. En avant du vestibule se trouve une cavité contournée en spirale, comme la coquille d'un escargot, et nommée *limaçon*.

Chacune de ces trois cavités est doublée intérieurement d'une membrane mince, de sorte que cette membrane, isolée de ces cavités, en représente exactement les sinussités et la configuration. Aussi donne-t-on à l'une le nom de labyrinthe *osseux*, et à l'autre le nom de labyrinthe *membraneux*.

1° *Vestibule.* — C'est une cavité située au centre de l'oreille interne, immédiatement derrière la paroi interne de la caisse du tympan, entre les canaux demi-circulaires et le limaçon. Elle est un peu applatie de dehors en dedans, et mesure 5 millimètres verticalement et 4 millimètres transversalement.

Dans ce vestibule se voient sept portes, ou sept orifices :

L'orifice de la fenêtre ovale, situé du côté de la caisse du tympan et fermé par la base de l'étrier, c'est-à-dire par l'extrémité de la chaîne des osselets; l'orifice de la fenêtre ronde, donnant accès dans la rampe vestibulaire du limaçon, situé à la partie antérieure et inférieure du vestibule; enfin les cinq ouvertures des trois canaux demi-circulaires, canaux ressemblant à des anses et situés sur la paroi postérieure du vestibule (il y a en cinq, au lieu de six, parce que les deux anses de l'un de ces canaux se confondent en une seule avant d'arriver au vestibule).

2° *Canaux demi-circulaires.* — Ils sont au nombre de trois, situés en arrière et un peu en dehors du vestibule. Chacun d'eux a la forme d'une anse, dont les extrémités s'ouvrent dans le vestibule par autant d'orifices distincts (excepté deux d'entre elles qui se confondent en une seule avant d'y arriver); de ces trois canaux, l'un est horizontal et les deux autres à peu près verticaux.

Leur longueur moyenne est de 15 à 16 millimètres : leur diamètre intérieur est de 1 millimètre et demi. Des deux extrémités de l'anse que représente chaque canal, l'une conserve le même calibre que le corps même du canal, tandis que l'autre se renfle en ampoule.

3° *Limaçon*. — Il a la forme d'une coquille d'escargot; il constitue la partie antérieure de l'oreille interne. C'est un cône creux, enroulé en spirale autour d'un cône plein qui forme l'axe du limaçon. Une cloison, étendue depuis la base jusqu'au sommet du cône creux, le partage en deux cavités secondaires, à chacune desquelles on donne le nom de *rampes*.

La lame osseuse, qui limite les parois du limaçon, s'appelle la *lame des contours*; la cloison, qui subdivise en deux canaux le canal conique enroulé sur lui-même en limaçon, a reçu le nom de *lame spirale*, et les deux cavités secondaires et superposées celui de *rampes*.

4° *Labyrinthe membraneux*. — Chacune des trois parties qui constituent l'oreille interne renferme dans son intérieur, ainsi que je l'ai déjà dit, de fines membranes qui en reproduisent la forme et toutes les sinuosités.

On distingue, comme dans le labyrinthe osseux, un vestibule membraneux et trois canaux demi-circulaires membraneux.

Le *vestibule* membraneux est formé de deux vésicules, superposées et communiquant entre elles : l'une inférieure, nommée *saccule*, et l'autre supérieure, nommé *utricule*.

Les *canaux demi-circulaires* membraneux sont

au nombre de trois et présentent la même longueur et les mêmes dispositions que les trois canaux osseux.

Le *limaçon* ne renferme pas de limaçon membraneux.

Ces membranes, qui sont contenues dans le
vestibule et dans les canaux demi-circulaires, ne
sont pas adhérentes aux parois de ces cavités si-
nueuses; elles en sont séparées par un liquide
transparent, nommé *périlymphe*, dans lequel flotte
une fine poussière formée de cristaux microscopiques.

Dans l'intérieur de ces tubes membraneux
existe encore un liquide analogue, tenant aussi
une fine poussière en suspension : ce liquide intérieur est appelé *endolymphe*.

5° *Nerf auditif*. — Le nerf auditif ou acoustique
naît de l'extrémité latérale du ventricule du cer-
velet et de la partie antérieure des prolongements
de la protubérance cérébrale. Il s'introduit dans
le conduit auditif *interne*, au fond duquel il se
divise en deux branches : l'une pour le limaçon,
l'autre pour le vestibule et les canaux demi-circulaires. La branche du vestibule et des canaux
demi-circulaires se subdivise en plusieurs ramuscules, qui se ramifient dans les membranes que
renferment ces cavités. La branche du limaçon,
la plus importante, a l'aspect d'un long peigne ;
elle s'enroule sur toute la longueur des circonvo-
utions du limaçon, étalant régulièrement ses
dents sur la lame spirale, dents qui diminuent

progressivement de longueur de la base au sommet du limaçon. Ces filets nerveux constituent ainsi une longue harpe microscopique, formée de plus de 3,000 cordes, de longueur progressivement décroissante.

Ces innombrables ramuscules nerveux flottent, comme des plantes aquatiques dans l'eau, dans le liquide qui baigne l'intérieur du limaçon. Ces houpes nerveuses, d'une ténuité microscopique, sont ainsi en contact avec la poussière microscopique qui flotte dans ce liquide, poussière qui leur trasmet les plus minimes vibrations ressenties par la membrane du tympan.

§ 11. **Mécanisme de l'Ouïe.** — *Audition du son.* — Plus on examine la configuration de l'oreille et la disposition de ses diverses parties, plus on en étudie la structure et l'agencement, et plus on reconnaît qu'elle est merveilleusement disposée pour recueillir et percevoir facilement tous les mouvements vibratoires de l'air ou des corps sonores, et pour les entendre. — Étudions le rôle que joue chacune des parties dans le mécanisme de l'audition du son.

1° *Pavillon.* — L'oreille se présente extérieurement sous la forme d'un véritable cornet acoustique. Ce cornet est composé d'un pavillon, analogue à une conque, et remplit un doublet but ;

Il réfléchit les ondes sonores, et, dans une certaine mesure, les dirige dans le conduit auditif : Boerhaave démontre, par le calcul, que toutes les saillies et inégalités du pavillon réfléchissent régulièrement les ondes sonores dans la conque.

Un second usage plus important du pavillon est de transmettre le son. Savart a démontré, en effet, que les membranes fibro-cartilagineuses, frappées perpendiculairement par les ondes sonores, résonnent et transmettent le son.

Le pavillon de l'oreille reçoit donc les ondes sonores, en réfléchit quelques-unes et en transmet le plus grand nombre au conduit auditif, à la membrane du tympan et aux os de la tête.

2° *Conduit auditif.* — Il fait suite au pavillon et constitue un porte-voix, dont la conque représente la partie évasée. L'air qu'il renferme transmet jusqu'à son extrémité les vibrations ressenties par le pavillon ; ses parois conduisent jusqu'à la membrane du tympan les vibrations ressenties par le pavillon de l'oreille ; enfin, d'après Muller, la colonne d'air contenue dans ce canal résonne et augmente l'intensité du son.

Pour remplir ce triple but, le conduit auditif doit être en parfait état : trop large ou trop étroit, il fait perdre à l'ouïe de sa finesse ; une accumulation de cérumen empêche la propagation du son ; son oblitération entraîne une surdité presque complète.

3° *Parties solides de la tête.* —Les parois osseuses, qui constituent le squelette de la tête, contribuent à transmettre les sons. Que l'on se bouche hermétiquement les oreilles, et l'on entendra cependant encore la voix d'une personne voisine ; on entendra le tic-tac d'une montre placée sur la face ou le front, et surtout sur l'occiput, s'il est dépourvu de cheveux ; on l'entendra encore plus distinctement si l'on serre doucement la montre entre ses dents.

4° *Oreille moyenne, tympan.* — A l'extrémité du porte-voix que représente le conduit auditif se trouve une membrane, le *tympan*, qui constitue la paroi externe d'une cavité ayant l'aspect d'une caisse de tambour, *l'oreille moyenne.* Dans cette caisse existe une chaîne d'osselets très-petits qui relient le tympan à l'une des ouvertures de l'oreille interne. Enfin, un étroit conduit, la trompe d'Eustache, entretient constamment de l'air dans cette caisse. — Quelle est la destination de ces diverses parties ?

Le tympan entre en vibration, parce qu'il reçoit l'ébranlement des ondes sonores qui arrivent par l'air du conduit auditif, et parce qu'il reçoit aussi les vibrations du pavillon qui arrivent par les parois de ce conduit. — Outre ces vibrations, le tympan est le siège presque incessant d'un mouvement alternatif de tension ou de relâchement.,.., mouvement analogue à celui de l'iris, dont la pupille se rétrécit et se dilate alternativement, selon qu'il faut laisser entrer dans l'œil plus ou moins de lumière. Cette tension et ce relâchement alternatifs du tympan sont déterminés par l'action de trois languettes charnues, infiniment petites, qui agissent sur le manche du marteau et sur l'étrier. Suivant Bichat, la tension du tympan aurait lieu pour la perception ou l'audition des sons faibles, et le relâchement pour celle des sons forts.

La variabilité de tension du tympan est nécessaire pour l'adaptation de l'ouïe à l'intensité variable des sons. Or, pour que cette variabilité de tension pût avoir lieu, il fallait que cette cloison membraneuse fût placée entre deux colonnes d'air ; il fallait donc de l'air dans l'oreille, et c'est pour cela que la trompe d'Eustache constitue un canal de communication entre la cavité de la caisse et l'arrière-gorge, canal par lequel l'air peut pénétrer dans cette caisse.

Le son, une fois arrivé à la membrane du tympan, est transmis à la paroi interne de la caisse, surtout à la fenêtre ovale et à la fenêtre ronde, qui donnent accès dans l'oreille interne par deux voies : par l'air contenu dans la caisse, qui entre en vibration ; par la chaîne des osselets, qui transmet à la fenêtre ovale les vibrations du tympan. On voit donc que les vibrations se transmettent dans les meilleures conditions possibles.

5° *Oreille interne.* — Nous avons vu les ondes sonores arriver à l'oreille externe, en faire vibrer le pavillon et se réfléchir sur ses sinuosités, de façon à être recueillies et transmises tout entières dans la conque, puis dans le conduit auditif, où elles se renforcent par les vibrations des parois. Arrivées au tympan, elles l'ont mis en vibration. Ces vibrations, rendues faciles par l'égalité de pression due à la présence de l'air dans la caisse, ont été atténuées ou renforcées par la tension ou le relâchement que les osselets font éprouver à cette membrane ; enfin les vibrations sont transmises par la chaîne des osselets, sans perdre de leur intensité, puisque ce sont là des corps solides, à la fenêtre ovale où se fixe cette chaîne.

Arrivés à cette fenêtre ovale, qui donne accès dans le vestibule, les vibrations que les ondes sonores ont imprimées à la chaîne des osselets se transmettent au liquide contenu dans les cavités qui constituent l'oreille interne : dans le vestibule, dans les canaux demi-circulaires et dans le limaçon.

Or, tout est disposé ici avec un art infini. Les nombreux contours des tubes filiformes, renfermés dans les étroites galeries du limaçon, ont pour but d'offrir une large surface, resserrée dans un très petit espace. Sur cette large surface viennent s'épanouir les ramifications microscopiques du nerf acoustique, à la manière d'une immense harpe microscopique formée de plus de 3,000 cordes. Ces fibres nerveuses sont autant de cordes vivantes que les ondes sonores mettent en vibration.

Mais comme ces fibres nerveuses, si délicates, eussent ressenti trop vivement les vibrations transmises par l'air, elles sont plongées dans un liquide aqueux où elles baignent entièrement. Dans ce liquide nage une fine poussière, formée de cristaux microscopiques, et c'est par l'intermédiaire de ce liquide que les vibrations arrivent jusqu'à ces innombrables et microscopiques fibres sensitives. Elles éprouvent alors un ébranlement, une sensation toute spéciale, inconnue dans sa nature intime, sensation qui est transmise au cerveau, comme le sont les sensations fournies par nos autres sens, et nous donnent ainsi la notion du *son* ou du *bruit!*

SURDITÉ

—

§ 12. **Causes de la Surdité.** — La cause intime et véritable de la Surdité consiste essentiellement, soit en une *congestion* des membranes nerveuses de l'ouïe, soit en un état de *torpeur* du nerf auditif.

Quand il y a congestion, cette *Surdité congestive* s'accompagne de *Bruits* dans les oreilles, bruits de bourdonnement, ou de sifflement, etc. ;

Quand il y a torpeur, cette *Surdité torpide* existe seule alors et n'est accompagnée d'aucun *Bruit*, parce que le nerf auditif est devenu engourdi et peu impressionnable.

En tout cas, que la Surdité soit ou ne soit pas accompagnée de *Bruits* dans les oreilles, qu'elle soit congestive ou torpide, ce n'est toujours que la même maladie, mais à des périodes diverses de développement. En effet, la Surdité offre *habituellement*, mais pas *toujours* cependant, deux périodes successives : — elle est d'abord plus ou moins *congestive*, c'est-à-dire s'accompagne de

3.

Bruits plus ou moins prononcés, quelquefois même très faibles et accidentels ; elle reste ainsi plus ou moins longtemps *congestive* et, insensiblement et progressivement, devient *torpide*.

La Surdité est produite par deux ordres de causes : les unes, *directes* ou organiques, résidant dans l'appareil même de l'ouïe, et consistant en une altération matérielle ou vitale de l'une de ses parties ; les autres, *indirectes*, ayant causé le développement de ces altérations.

I. *Causes indirectes.* — Les causes indirectes les mieux appréciables sont : le sexe, l'âge, l'hérédité, le froid, les courants d'air, les professions, les violences extérieures, les fièvres graves.

1° *Sexe.* — Les hommes sont plus sujets que les femmes aux diverses maladies de l'oreille qui peuvent déterminer des Bruits, ou la Surdité : la principale cause de cette différence est sans doute la nature de leurs occupations, qui les expose plus que les femmes aux vicissitudes atmosphériques. Les variations brusques de température, le froid et l'humidité surtout, sont une cause fréquente d'inflammation catarrhale des voies respiratoires, et en même temps de la trompe d'Eustache et de la caisse du tympan.

En outre, l'habitude générale d'avoir l'oreille beaucoup plus à découvert que les femmes, expose davantage les hommes aux diverses affections du conduit auditif et du tympan.

2° *Age.* — La Surdité peut se développer à toutes

les époques de la vie, et peut même exister au moment où l'enfant vient au monde. Mais s'il est vrai qu'on peut observer la Surdité à tous les âges de la vie, il n'en est pas moins démontré par la Statistique qu'elle est beaucoup plus fréquente après l'âge de quarante ans : ce qui est dû à ce que plusieurs des maladies qui occasionnent la diminution ou la perte de l'ouïe sont bien plus fréquentes à cet âge.

3° *Hérédité.* — Cette cause est moins fréquente que les autres. Ce n'est pas d'ailleurs la Surdité de naissance qui se transmet le plus par herédité : la plupart des Sourds-Muets ne sont pas nés de parents atteints de cette infirmité et n'ont souvent dans leur famille personne qui en soit atteint.

Mais des parents devenus Sourds peuvent transmettre à leurs enfants une disposition telle, que ceux-ci seront plus tard atteints de l'affection qui a déterminé la Surdité chez leurs parents ; souvent même ils perdront l'ouïe à peu près au même âge et dans des circonstances analogues.

4° *Froid, courants d'air.* — Le froid et les courants d'air sont bien certainement les deux causes les plus fréquentes des diverses maladies de l'oreille, qui donnent lieu consécutivement aux Bruits dans les oreilles, ou la Surdité.

Le froid, et surtout le froid accompagné d'humidité, agit de la façon la plus fâcheuse sur le tympan, qu'il rend moins apte à transmettre les vibrations des ondes sonores ; de plus, il détermine fréquemment des congestions ou afflux de sang et même des inflammations du conduit auditif et de la membrane du tympan.

C'est dans les saisons froides et humides que les personnes, qui ont déjà l'ouïe un peu dure, entendent le moins. L'automne, l'hiver et le printemps sont les saisons où les Bruits dans les oreilles sont les plus fréquents et la Surdité la plus forte, tandis que pendant l'été les Bruits diminuent et l'état des Sourds s'améliore. — Aussi les Bruits s'observent-ils plus souvent et les Sourds sont-ils plus nombreux dans le Nord que dans le Midi.

5° *Professions.* — La vie sédentaire est une cause fréquente de Surdité et surtout de Bruits dans les oreilles ; aussi les employés de bureau, les hommes de loi, les personnes que leur profession condamne à ne prendre qu'un exercice insuffisant, sont-ils souvent atteints de Bruits et même de Surdité : cette gêne pénible et cette infirmité résultent alors de migraines, ou de maux de tête plus ou moins fréquents, dus à ce que le sang se porte à la tête par suite de la station assise prolongée.

Une deuxième classe de professions exposant beaucoup aux bruits dans les oreilles, et même à la Surdité, sont celles qui forcent à vivre au milieu du bruit : aussi n'est-il pas rare de trouver l'ouïe un peu dure chez les artilleurs et chez les ouvriers qui travaillent dans les usines très bruyantes, ou qui sont occupés aux machines.

6° *Coups.* — Les coups sur l'oreille ou sur les

tempes, les chutes sur la tête, les violences de toutes sortes, susceptibles de produire un violent ébranlement des os de la tête, sont assez souvent la cause des Bruits dans les oreilles et même de Surdité, si la commotion a été très violente. Ces causes traumatiques agissent de trois manières : — ou bien elles déterminent un ébranlement et une commotion de la pulpe du cerveau, dont toutes les fonctions sont alors plus ou moins troublées ; — ou bien elles se bornent à produire un ébranlement et une commotion violente des ramifications délicates du nerf auditif, et l'on a alors des Bruits, comparables à la sensation lumineuse que l'on éprouve quand on reçoit un coup sur l'œil ; — ou bien il en résulte une Surdité, comparable à l'amaurose, produite par une commotion de l'œil.

7° *Fièvres graves.* — A la suite de la fièvre typhoïde, de la variole, de la scarlatine et de la rougeole, surtout quand ces maladies ont présenté une certaine gravité, on voit souvent survenir des suppurations de l'oreille : l'économie offre alors une tendance générale à la suppuration, tendance en vertu de laquelle apparaît une Otite purulente, qui donne lieu alors à des Bruits, ou bien à la Surdité.

II. *Causes directes.* — En outre des causes que je viens de signaler, il peut survenir diverses altérations de l'appareil auditif, qui apportent un trouble plus ou moins prononcé dans ses fonc-

tions, et, par conséquent, dans l'acte de l'audition.
Ces causes sont : — l'obstruction de la trompe
d'Eustache, — l'angine granuleuse, — l'obstruction du conduit auditif, — les maladies ou les
ruptures du tympan, — les otites aiguës ou chroniques avec écoulement, — enfin la paralysie du
nerf auditif. — Ce sont les véritables causes de la
Surdité et des Bruits.

1° *Obstruction de la trompe d'Eustache*. — La
trompe d'Eustache est un canal (page 27) qui établit une communication entre la caisse du tympan
et la gorge. Elle a pour usage : de servir de voie
de décharge au mucus qui humecte les parois de
cette cavité et en entretient la souplesse et la vitalité ; de permettre le renouvellement de l'air dans
la caisse, air nécessaire à la transmission des vibrations. Son obstruction est donc forcément
une cause de *Bruits* anormaux dans l'oreille, et
même de *Surdité*, puisque l'un des organes essentiels de l'ouïe ne fonctionne plus, ou fonctionne
mal.

L'obstruction de la trompe d'Eustache résulte
de tout obstacle assez considérable pour empêcher ou seulement pour gêner le passage de l'air,
qui va de la gorge dans la caisse du tympan. Cette
obstruction est plus ou moins prononcée et varie
depuis le simple engorgement jusqu'à l'oblitération complète. Elle a pour siège constant l'orifice
guttural de la trompe, c'est-à-dire l'entrée de la
trompe, qui se trouve dans le haut de la gorge,
en arrière du fond des narines.

2° *Angine granuleuse.* — Cette affection est très-fréquente, et c'est à elle que j'attribue un grand nombre de Bruits dans les oreilles et de Surdités. Voici quels en sont les signes:

Les Malades atteints d'angine granuleuse expectorent passablement de mucosités, surtout le matin : ils éprouvent souvent une sensation toute spéciale, ou bien un chatouillement dans la gorge, ce qui les incommode ou les force à tousser, ou à faire *hem* ! Ils calment cette sensation désagréable en buvant quelques gorgées d'eau fraîche, ou en suçant quelque bonbon. Quelques-uns se plaignent, après le plus léger refroidissement, d'une certaine difficulté pour avaler, et sont même quelquefois atteints d'un véritable mal de gorge. Beaucoup de ces Malades sont tourmentés par une accumulation de mucosités visqueuses ou gluantes, qui adhérent au fond de la gorge et qu'ils ont beaucoup de peine à expectorer : c'est surtout le matin, au lever, que ces scènes désagréables se produisent. Ils ont, en outre, la tête lourde. Tout cela dure jusqu'à ce qu'ils aient pris quelques gorgées d'eau, ou leur tasse de café.

Aussi est-ce le matin que ces Malades entendent le moins bien : cela est dû à ce que l'orifice de la trompe est obstrué par ces mucosités visqueuses et gluantes, ce qui gêne le renouvellement de l'air dans la caisse du tympan. Dès que ces saletés, ces mucosités sont expectorées, les Malades sentent leurs oreilles se déboucher en partie et ils entendent notablement mieux.

3° *Obstruction du conduit auditif*. — Le conduit auditif peut se rétrécir, ou s'obstruer. plus ou moins, de quatre manières différentes;—1° Parce que des corps étrangers, inertes ou animés, se sont introduits dans le conduit, qu'ils irritent, en même temps qu'ils font obstacle au passage des ondes sonores ; — 2° Parce que le cérumen, sécrété en grande quantité par suite de quelque irritation intérieure, s'accumule dans le conduit et y fait l'office d'un bouchon ; — 3° Parce qu'il s'est développé sur les parois du conduit des polypes, ou tumeurs fongueuses, qui obstruent le passage du son. Les polypes de l'oreille sont de petites tumeurs ou excroissances charnues, analogues à celles que l'on rencontre sur les autres muqueuses, qui se développent presque toujours à la suite des suppurations chroniques de l'appareil auditif. On a remarqué que c'est surtout à la suite des écoulements de l'oreille, qui succèdent aux fièvres graves, que les polypes se déclarent.

4° *Maladie du tympan*. — La membrane du tympan, située au fond du conduit auditif, remplit un double but : elle transmet à la chaîne des osselets, et à l'air contenu dans la caisse, les vibrations des ondes sonores ; de plus, elle protège cette cavité, cette antichambre de l'oreille interne, contre les variations atmosphériques. Si donc l'inflammation vient altérer la vitalité et la texture de cette membrane, en déterminer l'engorgement et y causer des ulcérations; si des coups portés sur l'oreille, ou des corps étrangers portés dans le

conduit auditif, viennent la perforer ;.... dans ces
ces divers cas, dis-je, le tympan ne sera plus apte
à remplir ses fonctions, et il en résultera des
désordres plus ou moins grands dans l'appareil
et dans le mécanisme de l'audition, accompagnées
de Bruits divers.

5° *Rupture du tympan.* — Elle peut être produite
par deux espèces de causes, de nature tout à fait
différente :

1° Causes physiques. — Outre les blessures du
tympan produites par l'introduction maladroite
d'un cure-oreille ou de tout autre objet dans
le conduit auditif, la cause la plus fréquente est
l'explosion d'une pièce de canon, ou une explosion de gaz, tout près de l'oreille : la rupture résulte, dans ces cas, de la compression et de la raré-
faction excessives et subites de l'air contenu dans
le conduit auditif. Aussi les exemples de rupture
du tympan sont-ils fréquents chez les artilleurs.

2° Causes organiques. — Elle est produite par
l'inflammation de la membrane du tympan, soit
que cette membrane ait été seule enflammée, soit
plus ordinairement qu'elle ait élé provoquée par
une Otite interne, c'est-à-dire par l'inflammation
de la caisse du tympan. Dans ce cas, qui est
d'ailleurs le plus fréquent, à l'inflammation
qui ulcère peu à peu et amincit la membrane
tympanique, qui s'était d'abord engorgée, vient se
joindre un nouvel agent ; la pression intérieure
produite par l'amas de muco-pus dans la cavité
de la caisse. La rupture est toujours irrégulière et

multiple, à bords déchiquetés ; les lambeaux sont rougeâtres et sanieux.

6° *Otites*. — On donne le nom d'*Otites* aux inflammations aiguës ou chroniques qui affectent l'une ou l'autre des diverses parties de l'organe de l'ouïe : soit le conduit auditif, soit le tympan, soit la caisse de l'oreille moyenne, soit enfin la trompe d'Eustache ; cette inflammation peut se présenter sous une forme aiguë, ou bien sous celle d'un catarrhe. — Mais les diverses parties de l'oreille sont unies entre elles par des rapports anatomiques et fonctionnels tellement étroits, qu'il est bien rare que le mal se cantonne uniquement dans une seule de ces parties et s'y limite exactement : le plus souvent il s'irradie tout à l'entour, tout en restant plus intense dans son foyer initial et principal.

7° *Écoulements*. — Les Écoulements ou Suintements de l'oreille se montrent à toutes les époques de la vie, surtout chez les enfants. Ils sont dus : soit à un coup d'air, soit à une blessure de l'intérieur de l'oreille produite par le curage maladroit du conduit auditif avec des épingles ou des allumettes, soit à l'introduction d'un insecte, etc. ; ils surviennent souvent à la suite de la fièvre typhoïde ou de la variole ; ils sont fréquents chez les enfants lymphatiques, d'une constitution délicate.

Les Écoulements sont caractérisés par les symptômes suivants : rougeur plus ou moins prononcée de l'intérieur de l'oreille ; léger gonflement du conduit auditif qui, par conséquent, est devenu plus étroit; écoulement ou suintement de sanie purulente, blanchâtre ou jaunâtre, d'une odeur fétide; quelquefois formation de croûtes, quand l'écoulement est abondant; douleur peu vive, se transformant cependant parfois en courts élancements; Bruits divers, de nature variable; souvent bruit de gargouillement, quand on se mouche; Surdité plus ou moins prononcée.

Les Écoulements, quand ils durent pendant quelque temps, finissent par irriter, ramollir, macérer et détruire le tympan, puis les parties profondes de l'oreille : c'est donc un préjugé des plus funestes que de ne pas s'inquiéter d'un écoulement d'oreille et de ne pas guérir une maladie qui peut détruire à jamais l'organe de l'ouïe.

8° *Otite dartreuse.* — Elle est caractérisée par une tuméfaction rougeâtre ou violacée de l'oreille et du conduit auditif; par des croûtes tantôt grisâtres, plus souvent jaunâtres ou brunâtres, d'herpés ou d'impétigo; par l'aspect fendillé et gercé des surfaces atteintes, qui sont plus ou moins dures. Une sanie purulente, jaunâtre, fétide, s'écoule continuellement de l'oreille malade.

9° *Paralysie du nerf auditif.* — Elle est due à des coups, ou à de fortes commotions qui ébranlent violemment la pulpe délicate des ramifications nerveuses, ou bien à des inflammations graves de la caisse du tympan qui se propagent dans les cavités labyrinthiques de l'oreille interne et altèrent la texture des fines membranes sur lesquelles se ramifie ce nerf, ou bien enfin à des congestions ou à des apoplexies cérébrales qui désorganisent les racines du nerf. C'est là une cause extrêmement rare ; mais, quand c'est à elle qu'est due la Surdité, il est bien difficile et souvent même impossible d'y porter remède.

§ 13. **Développement et Effets de la Surdité.** — La Surdité ne constitue pas une maladie qui compromette la vie ; mais, de toutes les infirmités, c'est bien certainement la plus cruelle : elle brise tous les liens sociaux et force bien souvent à renoncer à toute profession ; elle empoisonne chaque jour de la vie et en remplit les instants du plus noir chagrin. Pour le Sourd, comme pour le malheureux tourmenté par des Bruits un peu intenses, toute relation devient impossible. Par suite de l'isolement où il se trouve au milieu de la société et même au sein de sa famille, le Sourd s'en éloigne, attristé, et devient peu à peu morose, misanthrope, hypochondriaque ; la société n'a plus de charmes ; la vie intime de la famille est elle-même sans joie et remplie d'amertume ; enfin, parmi les maux qui nous affligent, ce sont peut-être ceux auxquels on s'habitue et on se résigne le moins.

Il est en général difficile de préciser l'époque exacte du début de la Surdité, parce qu'elle se développe presque toujours insensiblement et à l'insu même du Malade. Le premier symptôme, par lequel s'annonce l'affaiblissement de l'ouïe est la difficulté de suivre une conversatic *géné-*

rale, animée. — Ce premier degré d'affaiblissement de l'ouïe est presque toujours accompagné
de *Bruits* dans l'oreille, *bruits* de nature variable
dont je parlerai plus loin. — Cette diminution de
l'ouïe n'existe ordinairement qu'à l'une des
oreilles, et ne s'observe que rarement, au début,
dans toutes les deux à la fois. — Le Malade ne
s'en aperçoit que d'une manière passagère, acci-
dentelle, et même il est souvent porté à oublier,
ou à considérer comme guérie, la faiblesse d'ouïe
qu'il avait par moment observée.

Plus tard, après quelques mois, il arrive que
le Malade, et ceux qui l'entourent, remarquent
que la Surdité devient de plus en plus prononcée,
et cela dans les relations ordinaires de la vie;
c'est que le mal a augmenté aux deux oreilles,
ou bien qu'il commence aussi à se développer
dans l'oreille qui était restée saine jusqu'alors, et
qui, par cela même, avait masqué la faiblesse de
celle qui avait d'abord été atteinte.

La Surdité, une fois déclarée, fait par la suite
des progrès très variables; tantôt elle augmente
insensiblement, jusqu'à l'abolition complète de
l'ouïe; tantôt, après être restée au même degré
pendant des mois ou des années, elle empire su-
bitement. — Presque toujours elle augmente
après de vives inquiétudes; de grands chagrins;
la température froide et humide de l'automne et
de l'hiver la rend presque toujours plus forte,
tandis que la chaleur de l'été l'améliore habituellement. — Chez les femmes, la Surdité s'aggrave

au moment des règles : elle devient plus prononcée à l'âge critique.

Si une seule oreille est prise, le Malade reconnaît sa Surdité à ce qu'il entend difficilement les
personnes qui parlent à voix basse et même
d'une voix ordinaire, du côté de l'oreille atteinte ;
tandis qu'il entend distinctement ces mêmes personnes, quand elles parlent du côté opposé. —
Beaucoup de ces Malades restent très longtemps
sourds d'une oreille : la plupart le sont presque
toujours davantage d'une oreille que de l'autre.

Si les deux oreilles sont prises, le Malade n'entend un peu la voix de ceux qui lui parlent que
si une seule personne à la fois lui parle, et même
que si elle parle nettement et pas trop vite ; —
*si plusieurs personnes causent à la fois autour de lui,
il entend bien que l'on parle, mais beaucoup de mots
lui échappent et il n'entend plus qu'un bruit confus ;*
il ne peut distinguer ce que dit telle ou telle de
ces personnes ; — à table, il arrive très souvent
qu'il entend moins bien quand il mange ; pour
entendre, il faut qu'il cesse un instant de manger.

La Surdité incomplète offre des variations souvent très bizarres : — il existe quelquefois une
diminution partielle du sens de l'ouïe telle, que
l'on entend assez bien certains sons et que l'on
n'entend pas certains autres ; — telle personne
ne pourra suivre une conversation et saisira toutes
les nuances d'un morceau de musique ; — pour
telle autre, la parole et la musique ne sont qu'un
bruit confus et incompréhensible, et elle entendra

des bruits très faibles, mais isolés ; — il en est qui ne suivront bien une conversation que si elle se fait au milieu du bruit, en voiture, en chemin de fer, dans la rue ; car leurs oreilles paresseuses ont besoin d'être stimulées par ce bruit général pour pouvoir entendre le bruit particulier des paroles.

Les Malades entendent généralement un peu mieux à certaines heures, ou bien dans telles ou telles conditions, qui varient pour chacun d'eux : — les uns entendent mieux le matin, au réveil, alors que l'organe a été reposé par quelques heures de sommeil ; la plupart ont l'ouïe meilleure pendant les temps secs que quand il pleut, quand il fait chaud que quand il fait froid ; — chez un grand nombre, les excès de table, la fatigue, les contrariétés, les chagrins, leur rendent l'ouïe plus dure, etc., etc.

En général, le Malade entend bien mieux quand la personne avec qui il converse a une voix d'un timbre aigu plutôt que grave ; — quand elle parle lentement et qu'elle prononce nettement chaque syllabe des mots. — Si le Malade sait observer les mouvements des lèvres, l'exercice et une grande attention parviennent à suppléer pendant longtemps au défaut de l'ouïe et à faire croire que le mal n'est pas si grand qu'il l'est en réalité.

Cela est cause que le Malade recule toujours le moment où il devrait se faire soigner, et qu'il le recule même si longtemps, qu'à la fin il est fort difficile de le guérir. Mais qu'il mesure avec sa

montre la distance à laquelle il entend le tic-tac :
comme la distance ordinaire est de 40 centimètres
environ, pour une montre de force moyenne, il
verra combien chacune de ses oreilles a perdu.

La Surdité existe à un degré plus ou moins
prononcé ; il est extrêmement rare qu'elle soit
complète et que le Malade n'entende absolument
rien. Ce degré de la Surdité est indiqué par le
Malade lui-même ; il s'apprécie par la facilité
avec laquelle il peut suivre une conversation générale ; ou bien, plus exactement, par la distance
à laquelle il peut entendre le tic-tac d'une montre.
— Le tic-tac d'une montre ordinaire est une mesure qui est généralement adoptée par tous les
Spécialistes. On appuie un mètre au-dessous de
l'oreille et l'on approche la montre de l'oreille,
jusqu'à ce qu'on ait trouvé la limite à laquelle
les battements sont entendus nettement. On a
ainsi la distance précise, mesurée avec un mètre,
qui permet de noter l'état actuel de la Surdité.

Mais ce qui inquiète habituellement le plus le
Malade et ce qui le fatigue le plus, ce sont des
Bruits qu'il entend presque perpétuellement dans
l'une ou l'autre oreille, quelquefois dans les
deux.

Ces *Bruits* sont ordinairement plus forts dans
l'oreille qui a été atteinte la première : — ce sont
d'abord des *Bruits sourds*, semblables au brise-
ment des flots de la mer, ou au murmure que
l'on entend dans les grands coquillages que l'on
approche de son oreille ; — ou bien ils res-

semblent au bruissement du vent dans les arbres, ou au bourdonnement des mouches, ou au son lointain des cloches. (Voir § 15.)

Plus tard, quand le mal s'aggrave, ces *Bruits sourds* deviennent plus *clairs*, plus *aigus ;* — ce sont alors des sifflements, comme le bruit du vent dans les portes mal jointes, ou dans les cheminées par de gros temps ; — ou bien des bouillonnements, comme de l'eau qui bout dans une cafetière ; — ou bien un bruissement comme celui d'un bec de gaz qui flambe trop fort, etc.

Il arrive que ces *Bruits*, dont la nature et le timbre sont d'ailleurs extrêmement variables, se font entendre avec une intensité et une persistance telles, que les Malades en sont extrêmement fatigués et qu'ils ne peuvent même dormir tranquillement.

Les contrariétés, les chagrins, l'emportement, les excès, les fatigues de quelque nature qu'elles soient, le travail de tête, augmentent ces *Bruits ;* il en est de même des temps frais et humides. Au contraire, la tranquillité de l'esprit, le calme intérieur, le repos, la modération en toutes choses, les diminuent notablement, ainsi qu'un temps sec et tempéré. — Ces diverses circonstances exercent la même influence sur la Surdité.

Cependant, la Surdité et les *Bruits* ne cessent d'augmenter, et cela plus ou moins vite. Celle-là finit par devenir telle, que le Malade, bien qu'il apporte la plus grande attention à ceux qui lui parlent, ou aux conversations qui se font autour de lui, n'entend qu'avec peine.

Ce mal devient bientôt une infirmité gênante, pour ceux qui l'entourent comme pour lui-même. Cette infirmité arrive très souvent au point que le Malade doit renoncer à sa profession. Les relations du monde, les vieilles amitiés, et même les joies tranquilles de la famille, sont profondément troublées. Toute conversation amicale, toute cordialité, toute parole aimante, deviennent presque impossibles, par la sonorité et la violence qu'il faut donner aux paroles pour se faire entendre et comprendre. Aussi le Malade devient-il triste, morose, chagrin, misanthrope, quelquefois hypochondriaque, et cela avec ses plus anciens amis et même dans sa famille. — Pour rendre son état plus triste encore et remplir sa solitude, des *Bruits* incessants se font entendre dans ses oreilles, bruits qui l'accompagnent jour et nuit, troublent et interrompent souvent son sommeil, et sont la première chose qui le frappe quand il s'éveille chaque matin.

Quand le mal n'est pas soigné, la Surdité augmente de plus en plus et finit par devenir complète. Le Malade n'entend plus la voix la plus forte qui lui crie dans l'oreille, et il se trouve dans le silence et le calme le plus profond au milieu d'une foule bruyante. Ce qui le console un peu de cet isolement, c'est que les *Bruits diminuent* dans ses oreilles à mesure que la Surdité *augmente*; on dirait que le nerf auditif perd son excitabilité et la faculté de percevoir le *bruit* intérieur en même temps qu'il devient moins apte à entendre les bruits qui viennent du dehors.

La *Surdité* est une maladie à marche essentiellement lente et de très longue durée ; elle s'accroît d'une manière continue, d'année en année, et même de mois en mois ; elle reste souvent stationnaire ; souvent elle s'améliore un peu pendant l'été, pour reparaître plus grave au commencement de l'hiver.

Il est extrêmement rare que la Surdité se dissipe spontanément, par elle-même, sans qu'on y fasse rien. Les maladies aiguës, qui peuvent attaquer le reste de l'organisme, ne font ordinairement que l'aggraver. En général, la jeunesse avec tous ses développements salutaires et ses mouvements critiques, n'apporte aucune amélioration à la Surdité du très jeune âge ou à celle de naissance ; la puberté, qui diminue un si grand nombre d'états maladifs, n'y apporte aucun changement ; la menstruation chez les femmes, dont l'apparition est si souvent salutaire, est sans bénéfice pour l'audition.

Cependant, quelle que soit l'ancienneté de la Surdité et quel que soit son degré, tout espoir de rendre l'ouïe ne doit jamais être entièrement perdu. On a vu des Sourds de plus de quatre-vingts ans, qui entendaient à peine depuis de nombreuses années, recouvrer une ouïe suffisante pour prendre part à la conversation.

BRUITS

DANS LES OREILLES

—

§ 14. **Causes des Bruits.** — Habituellement, dans la plupart des maladies de l'ouïe, légères ou graves, le Malade entend dans ses oreilles des *Bruits* de nature très diverse; ils précèdent *presque toujours* la Surdité, subsistent presque toujours avec elle, et ne cessent que lorsque la maladie se guérit, ou que le nerf auditif commence à perdre de sa sensibilité et de sa vitalité; ils se produisent souvent d'une façon inattendue et dans les circonstances les plus opposées; enfin, ils constituent pour les Malades le symptôme le plus pénible et dont ils tiennent le plus à se débarrasser.

J'ai déjà signalé précédemment, à propos de la Surdité (§ 13), les circonstances dans lesquelles s'observent les *Bruits* divers dans les oreilles. Je pourrais donc considérer ce sujet comme suffisamment expliqué; mais la fréquence et la persistance fatigante de cette affection lui donnent, surtout aux yeux de ceux qui en sont atteints, une si grande importance, que je crois devoir insister sur ce sujet.

Les *Bruits* sont *toujours* le résultat d'une congestion chronique, d'un afflux habituel du sang dans les membranes nerveuses de l'ouïe, congestion produite, soit par un coup d'air ou un refroidissement, soit par une des causes qui déterminent d'ordinaire la Surdité (voir § 12).

Pourquoi et comment les *Bruits* peuvent-ils être le résultat d'une congestion chronique, d'un afflux habituel du sang dans les oreilles ?

Nous avons vu (§ 11) que les divers bruits qui se produisent autour de nous donnent lieu à des ondes sonores qui se transmettent successivement à notre oreille, au tympan, à la chaîne des osselets et aux canaux de l'oreille interne ; ces canaux sont remplis d'un liquide, dans lequel flottent, comme des plantes aquatiques, les ramifications microscopiques du nerf auditif : ce sont ces oscillations, ces agitations des fibrilles nerveuses, qui produisent en nous la sensation ou l'idée du son. C'est là un fait sur lequel tous les Savants sont d'accord.

Or, quand le sang afflue d'une façon excessive dans les parois de ces canaux et dans ces fibrilles nerveuses, les battements du cœur impriment, à chaque pulsation, une impulsion et un ébranlement au sang qui engorge ces canaux et ces fibrilles nerveuses. Cet ébranlement incessant produit alors une agitation incessante du liquide contenu dans les canaux, ainsi que des fibrilles nerveuses qui y flottent; et, comme toute agitation ou oscillation de ces fibrilles produit en nous la sensation ou l'idée d'un son, nous entendons un son ou un *bruit* de nature diverse.

Ces sons, ou *bruits* anormaux, sont donc le résultat de l'agitation ou de l'oscillation des fibrilles nerveuses du nerf auditif. — Ordinairement cette agitation des fibrilles nerveuses est produite par des ondes sonores aériennes, qui viennent frapper notre tympan, et qui, par lui, se transmettent aux fibrilles nerveuses de l'oreille. — Dans le cas de *Bruits dans les oreilles*, l'agitation ou oscillation des fibrilles nerveuses est produite par le choc incessant des ondes sanguines, mises en mouvement par les battements du cœur, et que l'on sent alors parce qu'il y a *congestion* des canaux de l'oreille interne. — Toutes les fois, d'ailleurs, qu'un de nos organes est congestionné, on y sent ces battements artériels, isochrones aux pulsations du cœur (dans les panaris, les ophthalmies, etc.); seulement, ici, ils agitent ces fibrilles du nerf auditif, et cette agitation produit la sensation d'un bruit.

Lorsqu'on laisse subsister trop longtemps cette congestion chronique de l'oreille interne, il se passe ici ce que l'on observe dans toutes les autres parties de notre corps : la *congestion*, ou afflux de sang, finit par déterminer l'*engorgement*; — les parois des étroits canaux dans lesquels se ramifie

le nerf auditif s'engorgent, s'épaississent, diminuent par conséquent le calibre du canal, et exercent ainsi une compression lente et progressive
sur les fibrilles nerveuses qui y sont renfermées ;
— de cette compression, résulte une gêne dans la
circulation du sang, un trouble dans la vitalité
du nerf et une atrophie progressive, en même
temps qu'un obstacle à la transmission du fluide
nerveux ; — il y a alors commencement de Surdité, c'est-à-dire difficulté plus ou moins prononcée d'entendre.

§ 15. **Nature des Bruits**. — Je vais examiner maintenant les diverses espèces de *Bruits* qui
se produisent dans les oreilles : leur nature, leur
manière d'être, leurs variations et les troubles
divers auxquels ils donnent lieu.

Les *Bruits* dans les oreilles sont de *nature* extrêmement variable : — très souvent ils ressem-
blent au *bourdonnement* des abeilles, ou des grosses
mouches ; — ou bien c'est un *sifflement*, comparable au bruit que fait un grand vent dans les
maisons dont les portes et les fenêtres ferment
mal ; — ou bien à celui d'un bec de gaz qui
flambe trop ; — ou bien c'est le *bruit des cloches*,
bruit lointain, plus ou moins fort et plus ou
moins confus ; — ou bien c'est le *bruit de coquil-
lage*, analogue à celui que nous entendons quand
nous appliquons notre oreille sur certaines co-
quilles en forme de conque ; — ou bien enfin ces
bruits sont comparables à celui de l'eau qui

bout, de la pluie qui tombe, au mugissement de la mer, au roulement lointain d'une voiture, à des roulements de tambours recouverts d'un crêpe, comme dans les enterrements militaires, au fracas des caissons et des affûts de canons roulant sur le pavé, au bruit strident d'une voiture chargée de longues barres de fer, etc.

Quelle que soit la nature des *Bruits*, il faut tout d'abord déterminer s'ils sont *simples* ou existent seuls, ou bien s'ils sont *compliqués* de Surdité. Or, on rencontrera très rarement des *Bruits* simples, c'est-à-dire sans que l'ouïe ne soit pas plus ou moins dure; ce ne sera que dans les circonstances exceptionnelles, où ces *Bruits* se produisent accidentellement et ne durent que très peu de temps. Presque toujours ils s'accompagnent d'une faiblesse de l'ouïe, et souvent même de Surdité.

Des oreilles saines, normales, doivent entendre le tic-tac d'une montre ordinaire (d'homme) à 40 centimètres environ. On appliquera une des extrémités d'un mètre en avant de l'oreille, et l'on verra à quelle distance on entend la montre.

Les *Bruits*, quelle qu'en soit d'ailleurs la nature, qu'ils soient simples ou compliqués de Surdité, sont les uns *continus*, les autres *intermittents*. — Dans les Surdités doubles, il arrive quelquefois qu'une oreille seule entend des *Bruits*, ou bien que chaque oreille entend un bruit différent, ou que la même oreille entend, par exemple, un bruit de cloches habituellement, et de temps en temps un bruit de bourdonnement.

Plusieurs Surdités anciennes ont commencé par s'accompagner de *Bruits*, qui sont devenus de moins en moins intenses à mesure que la Surdité augmentait, pour finir par disparaître lorsque la Surdité est devenue complète. — J'ai constaté chez quelqus Sourds l'absence de *Bruits*, qui avaient existé précédemment dans l'oreille le plus anciennement et le plus profondément atteinte, tandis que le *Bruit* continuait encore dans l'oreille le plus récemment et le moins fortement prise. Au contraire, j'ai rarement vu les *Bruits* survenir dans le cours de la Surdité chez des gens qui, n'en ayant pas eu au début, les auraient ressentis seulement à partir du moment où la Surdité aurait été complète.

Aussi mon expérience me conduit-elle à considérer les *Bruits* dans les oreilles comme un symptôme appartenant essentiellement à la période du début, à la Surdité commençante, et qui tend à s'amoindrir et à disparaître à proportion de l'accroissement de la Surdité.

Les *Bruits* sont ordinairement sujets à des accroissements et à des diminutions, selon les moments et les circonstances. La plupart des Malades remarquent que les *Bruits* augmentent : — quand le sang se porte à la tête ; — quand ils se baissent pour ramasser quelque chose ; — quand ils font un repas un peu copieux ; — quand ils se livrent à un travail intellectuel soutenu ; — quand ils ont des ennuis, des contrariétés ; — surtout quand ils ont des chagrins, quand ils pleurent.

Les *Bruits* dans les oreilles constituent une incommodité extrêmement pénible, très fatigante, et qui jette même quelquefois dans une tristesse profonde ceux qui en sont atteints. Parmi les nombreuses infirmités auxquelles est soumise la malheureuse Humanité, elle est presque la seule que le temps et l'habitude n'adoucissent pas, à laquelle les Malades ne se résignent pas. Aussi en voit-on quelquefois solliciter l'emploi des moyens les plus violents pour se débarrasser de ces *Bruits*.

MON TRAITEMENT

La Surdité et les Bruits dans les oreilles sont des affections très fréquentes, contre lesquelles l'Art médical est cependant resté à peu près impuissant jusqu'à ces derniers temps. Mais, des progrès importants ont été accomplis depuis quelques années, par l'emploi de puissants microscopes et par des études d'Anatomie comparée, dans la connaissance de la structure intime des divers tissus qui entrent dans la composition de l'oreille interne; il en est résulté des notions plus précises sur la structure, la vitalité et les fonctions du système nerveux en général et du nerf auditif en particulier; aujourd'hui on comprend mieux les fonctions de l'organe de l'ouïe, et, par conséquent, le mode d'action des diverses maladies de l'oreille qui donnent lieu à des Bruits ou à la Surdité. Connaissant mieux la nature du mal, il est devenu plus facile de l'attaquer par des moyens rationnels et d'obtenir sa guérison, ou, tout au moins, une notable amélioration.

Mon Traitement est le résultat de nombreuses

années de pratique, consacrées au traitement spécial de la Surdité. Depuis ce temps, plus de *onze mille Malades*, dont j'ai les Notices, sont venus réclamer mes soins. J'ai donc été à même de voir beaucoup et d'observer beaucoup ; d'essayer les divers traitements successivement proposés et de me faire une opinion raisonnée sur chacun d'eux ; de finir enfin par savoir quels sont les meilleurs moyens à employer pour guérir la Surdité et les Bruits dans les oreilles, ou tout au moins pour en obtenir une notable amélioration.

§ 16. **Renseignements divers.**— Je reçois tous les ans un très grand nombre de lettres par lesquelles des personnes, atteintes de Surdité ou de Bruits dans les oreilles, me demandent des renseignements sur mon Traitement. — Quelle en est la nature ? — En quoi consiste-t-il ? — Est-il difficile à suivre ? — Y a-t-il des opérations à subir ? — Est-il douleureux ? — Peut-on le suivre sans interrompre ses occupations ? — Quelle en est la durée ?

Je crois utile de faire à toutes ces questions une réponse collective.

I. Mon Traitement consiste dans l'emploi méthodique d'un ou de plusieurs des moyens suivants : — Huiles et Baumes acoustiques ; — Baignades (liquides conservés dans l'oreille pendant 5 minutes) ; — Injections auriculaires. — Fumigations dans l'oreille ; — Insufflation de poudres ;

— Gargarismes et Injections gutturales, pour agir sur l'arrière-gorge et la trompe ; — Révulsifs cutanés; — Purgatifs et Vomitifs ; — Sangsues ; — Douches d'air ; —Electricité ; — Hygiène et Régime.

Bien entendu, je n'emploie pas ces diverses médications pour chaque Malade : je ne fais ici qu'énumérer les divers agents thérapeutiques dont la Science dispose, pour montrer combien sont nombreux et efficaces ses moyens d'action, et comment elle peut triompher de Surdités et de Bruits qui semblent tout d'abord au-dessus des ressources de l'Art.

II. Je ne fais pas suivre à tous les Malades le même Traitement : tel moyen qui réussira parfaitement dans telle espèce de Surdité ou de Bruits, non seulement ne conviendra pas dans telle autre, mais pourra même l'aggraver. — Autant de Malades, autant de maladies différentes, et, par conséquent, autant de traitements différents.

III. Je fais préparer mes Huiles et mes Baumes acoustiques par mon Pharmacien, qui a l'habitude de ces manipulations, et je les donne *gratuitement* à mes Malades en traitement, ainsi que l'Injecteur nécessaire aux injections. — Quant aux médicaments à prendre *intérieurement*, à avaler, chacun se les procure chez son Pharmacien : j'en prescris d'ailleurs très peu.

5

IV. Le Traitement que je fais suivre n'est jamais douloureux, et les personnes les plus impressionnables le supportent très aisément : les moyens que j'emploie ne sont jamais violents et ne peuvent *jamais* aggraver le mal, car l'organe de l'ouïe est trop délicat pour que je me hasarde à agir sur lui par des moyens violents, qui pourraient en altérer la texture délicate. — Si je ne fais pas de bien, *je suis certain de ne jamais faire de mal.*

V. Mon Traitement ne nécessite au Malade aucun changement dans son genre de vie habituel, et il peut le suivre aisément, sans que sa profession ou ses occupations aient à en souffrir, car c'est seulement le matin en se levant, le soir en se couchant, que l'on a à exécuter mes prescriptions : 15 à 20 minutes suffisent chaque fois.

VI. La durée de mon Traitement est assez variable et dépend de la nature de la maladie et de son ancienneté.

Il ne faut pas oublier :

1° Que la Surdité et que les Bruits dans les oreilles constituent toujours, quand on en est affecté depuis quelque temps, une maladie essentiellement *chronique*, et que, comme toutes les affections de ce genre, elles se guérissent très lentement.

2° L'oreille est un organe d'une structure intérieure très délicate, et l'on ne pourrait, sans danger, employer un traitement énergique ; — j'ai pour principe d'agir avec une extrême prudence, de n'employer que des moyens doux et inoffensifs ; si je ne guéris pas toujours, je ne fais *jamais* de mal.

3° Il faut donc, quand on veut se guérir, *le vouloir* sérieusement et avoir *un peu de patience et de persévérance* ; car on a à combattre des troubles fonctionnels survenus dans des organes très délicats et sur lesquels on ne peut agir qu'avec infiniment de prudence.

En général, la durée du Traitement est de plusieurs semaines, de deux à trois mois environ.

Étudions maintenant les divers agents thérapeutiques avec lesquels je combats la Surdité et les Bruits dans les oreilles.

§ 17. Huiles et Baumes acoustiques.— Mes Huiles et mes Baumes acoustiques constituent le remède le plus efficace et le meilleur moyen que l'on puisse employer pour combattre les diverses affections de l'oreille. En effet, elles baignent les parois du conduit auditif et la surface externe du tympan, à travers lequel les substances, que j'y ai fait dissoudre, pénètrent par imbibition jusque dans la caisse de l'oreille moyenne ; elles agissent ainsi sur le siège même du mal, modifient la vitalité des tissus engorgés et calment l'excitabilité des membranes nerveuses.

Manière d'en faire usage. — J'en prescris d'ordinaire l'emploi, le soir étant couché, ou le matin avant de se lever.

On aura soin d'abord d'*attiédir un peu* l'Huile ou le Baume, soit en tenant le flacon dans ses mains pendant un moment, soit en le plongeant dans de l'eau tiède. Cela fait, ou en verse 10 à 12 gouttes dans une petite cuillère à café, le *quart* à peine de la cuillère. — On prépare, en outre, une boulette de ouate, que l'on roule en forme de carotte : on en imbibe la pointe d'un peu d'huile.

Le Malade étant couché et ayant la tête posée de côté sur le traversin, de la main gauche on saisit le haut de son oreille que l'on tire légèrement en haut et en arrière ; — si l'on regarde alors dans l'oreille, on voit dans le fond de la conque l'orifice du conduit auditif : c'est là qu'il faut faire pénétrer l'Huile. — On y verse les 10 gouttes, que l'on a eu soin de verser d'abord dans la cueiller à café. — Aussitôt les gouttes versées dans le conduit auditif, on en ferme l'orifice avec la petite boulette de ouate, *roulée en forme de carotte*, afin de maintenir l'Huile en contact avec les parties malades, et dont on a eu soin d'imbiber d'abord d'*un peu* d'huile le bout que l'on introduit dans l'oreille, afin que la ouate n'absorbe pas l'Huile qu'on y a versée. — Cette boulette, ainsi préparée et introduite avec soin dans l'oreille, y maintient l'Huile toute la nuit, et permet de dormir sur l'une ou l'autre oreille.

Le Malade peut, *à lui tout seul*, se verser de l'Huile dans l'oreille : — il approche doucement de son oreille la cuiller à café où se trouve l'Huile, et, agissant avec précaution, il y verse le contenu de la cuiller ; — tout aussitôt alors, et sans bouger la tête, il prend la boulette de ouate préparée d'avance, et il se bouche l'oreille pour y maintenir l'Huile.

§ 18. Baignades. — Elles consistent à verser dans l'intérieur de l'oreille une certaine quantité du liquide prescrit, et à l'y garder un certain temps, en restant immobile et en faisant le mouvement d'avaler : de cette façon, les parois du conduit auditif et le tympan prennent un véritable bain. — Elles sont très efficaces.

Manière de les faire. — Il s'agit de remplir de liquide l'intérieur de l'oreille. Il faut donc que la tête soit d'abord couchée de côté : c'est pourquoi je conseille au Malade de se coucher sur un lit et de poser la tête, non pas sur l'oreiller, mais sur le traversin, afin que la tête soit posée *horizontalement* : sans cela le liquide que l'on verse dans l'oreille n'y resterait pas. — La tête étant ainsi posée de côté, on verse dans l'oreille le liquide que j'ai prescrit, en prenant les mêmes précautions que pour l'Huile acoustique (voir § 17).

Il faut toujours *avoir le soin d'attiédir ce liquide,* soit en tenant le flacon à pleine main pendant un instant, soit en le plongeant dans de l'eau tiède. — *Il est essentiel,* en effet, de ne jamais verser dans le conduit auditif aucun liquide froid : il en résulte presque toujours des douleurs.

Une fois le liquide versé dans l'oreille, on reste *bien immobile* pendant 5 minutes, afin de laisser au médicament le temps d'agir.

Pendant ces 5 minutes, on mâche un peu de pâte de jujube ou de réglisse, ou de la gomme, parce que le mouvement de mâcher et d'avaler détermine un vide dans la gorge et dans la trompe d'Eustache, vide qui fait pénétrer le liquide plus profondément.

Après cette Baignade, — tantôt je prescris au Malade de conserver le liquide dans l'oreille, en bouchant l'oreille avec une boulette de ouate, roulée en forme de carotte et imbibée d'abord d'un peu de ce liquide; — tantôt je prescris de faire immédiatement une ou deux Injections, puis d'essuyer l'oreille et de la boucher avec un léger flocon de ouate sèche. — Cela dépend des cas.

Si j'ai ordonné de faire une Baignade aux deux oreilles, on se replace de la même façon en sens opposé, et l'on agit comme précédemment.

§ 19. Injections auriculaires. — Les Injections dans l'intérieur de l'oreille sont d'un emploi très fréquent, et font partie du traitement de la plupart des Malades.

Ces Injections auriculaires sont stimulantes, ou émollientes, ou astringentes, ou dépuratives... selon les cas, selon mes prescriptions.

Quelle que soit l'Injection que j'aie prescrite, il

faut toujours que le liquide soit *un peu plus que tiède* (30 degrés centigrades environ) ; *il ne doit jamais être froid*, car les plus graves accidents pourraient en résulter ; — il ne doit pas cependant être trop chaud, car il attirerait le sang à l'oreille, ce qui serait contraire au but que l'on se propose.

Il est essentiel que la préparation (infusion, décoction, macération) que l'on injecte dans l'oreille soit parfaitement claire, limpide, débarrassée de tout corpuscule étranger : ce que l'on obtient facilement en filtrant l'injection à travers un linge.

On se sert, pour faire les Injections, soit d'un Irrigateur à lavements, soit de mon Injecteur. — Le Malade peut se les faire lui-même, sans aide.

1° *Avec mon Injecteur*, voici comment il faut opérer :

Pour remplir l'Injecteur, on enlève la canule et, avec une cafetière à bec, on le remplit du liquide que j'ai prescrit.

On se passe une serviette autour du cou, pour ne pas se mouiller.

Prenant alors l'Injecteur à pleine main, on en introduit doucement la canule dans l'oreille, — *à l'entrée* seulement du conduit auditif ; — il faut avoir soin que l'appareil soit, non pas perpendiculaire à l'oreille, mais *obliquement* dirigé *de bas en haut* (voir la fig. 3), et que l'on sente la canule *à l'entrée seulement* du conduit auditif.

On place au-dessous de l'oreille un verre, destiné à recevoir le liquide à mesure qu'il ressor-
tira de l'oreille.

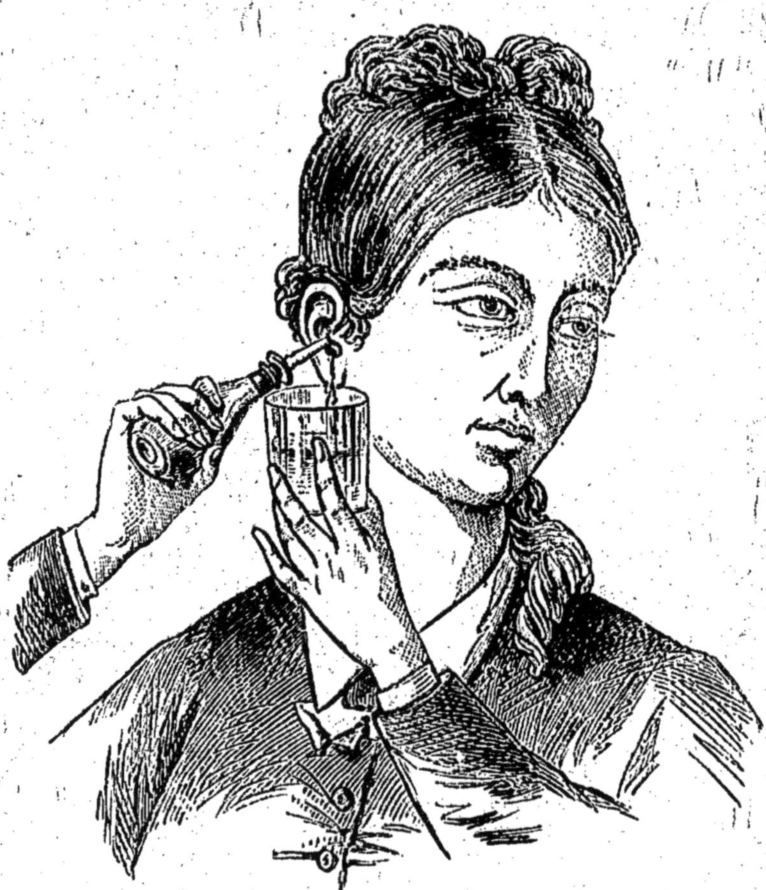

Fig. 3. — *Injections auriculaires.*

On presse alors l'Irrigateur à pleine main, avec
plus ou moins de force, selon l'effet que l'on en
éprouve, et on le vide entièrement.

Cette première Injection faite, on en fait *immédiatement* une seconde, une troisième....., selon l'ordonnance, c'est-à-dire que l'on vide deux ou trois fois l'Injecteur dans l'oreille.

2° *Avec un Irrigateur ou Clyso à lavements*, on remplit cet appareil du liquide ordonné ; on le remonte et on le place sur une table.

S'asseyant à côté, une serviette passée autour du cou pour ne pas se mouiller, on penche la tête au-dessus d'une cuvette et l'on introduit légèrement la canule dans l'oreille, — *à l'entrée* seulement du conduit auditif et de bas en haut. — On ouvre alors le robinet, *à moitié* seulement. — Si l'on n'est pas étourdi par l'Injection, on ouvre le robinet du clyso entièrement, afin de rendre le jet plus fort.

Une fois les Injections faites, soit avec l'Irrigateur, soit avec mon Injecteur, — il faut évacuer complétement le conduit auditif du liquide injecté : pour cela, il suffit d'incliner la tête de côté, et de tirer l'oreille en haut et en arrière, afin de vider le conduit, puis d'essuyer doucement l'intérieur de l'oreille avec un linge fin.

Afin d'éviter que l'oreille, encore tout humide, se refroidisse et s'enrhume, il faut *tout aussitôt* y introduire un léger flocon de ouate sèche. — On fera bien de ne pas sortir aussitôt après ces Injections, surtout s'il fait froid, de peur d'un refroidissement ; on attendra une heure.

5.

Les Injections, quoique faites convenablement, produisent quelquefois du malaise et de l'étourdissement : c'est là un trouble passager produit par l'ébranlement du tympan, et qui ne doit ni inquiéter, ni empêcher de recommencer : cela est dû à ce que l'on a introduit trop profondément la canule de l'Injecteur dans l'oreille. — Il suffit alors d'introduire *très peu* la canule dans le conduit auditif, et de les diriger *obliquement de bas en haut*.

§ 20. **Fumigations.** — Elles consistent à diriger dans l'oreille, soit de la vapeur provenant d'infusions diverses, soit des gaz provenant de l'évaporation de liquides volatils.

I. *Fumigation de vapeurs.* — On prend un petit entonnoir, en verre ou en métal ; ou bien, ce qui vaut mieux, on se fabrique un *long* cornet avec du fort papier à dessin : on en colle les circonvolutions et on en coupe légèrement la pointe.

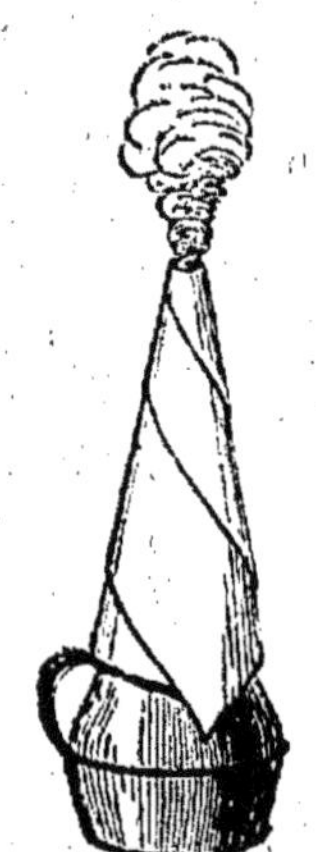

Fig. 4. — *Fumigations.*

On fait bouillir dans une cafetière, de la contenance d'un verre d'eau, les substances ordonnées : — après 8 minutes d'ébullition, on retire la cafetière du feu et, la plaçant sur une lampe à alcool éclairant très peu, ou sur une veilleuse — pour en entretenir l'ébullition — on la coiffe de l'entonnoir ou du cornet de papier. — On s'assied alors à côté et l'on dirige dans l'oreille le jet de vapeur qui s'échappe de l'entonnoir.

Après cette Fumigation, qui doit durer 5 minutes, je prescris selon les cas : — soit d'essuyer immédiatement l'oreille, et de la boucher avec un léger flocon de ouate sèche; — soit d'y faire 2 ou 3 Injections d'eau tiède, puis de l'essuyer et de la boucher ensuite avec un léger flocon de ouate sèche.

II. *Fumigation de gaz.* — Pour faire une Fumigation provenant de l'évaporation de liquides volatils, on prend à pleine main le flacon contenant le liquide ordonné et on le tient ainsi quelques minutes, pour que la chaleur de la main l'échauffe un peu et en favorise l'évaporation; — on débouche alors le flacon et l'on penche l'oreille *au-dessus*, de façon que les gaz qui sortent du flacon pénètrent dans l'intérieur du conduit auditif; — on reste ainsi pendant 5 minutes; — puis, on essuie l'oreille et on la bouche avec un léger flocon de ouate sèche.

§ 21. **Insufflation de poudres.** — Il est souvent utile, dans certaines affections de l'oreille, de faire pénétrer dans le conduit auditif des médicaments réduits en poudre très fine. — Ces médicaments varient nécessairement selon la nature du mal : *calmants,* dans le cas de Bruits ou de douleurs un peu vives; *astringents*, dans le cas d'écoulement; *stimulants*, dans le cas de Surdité torpide, etc.

Voici comment on insuffle ces poudres :

On prend un tuyau de plume un peu gros, ou bien un petit tube de caout-chouc, que l'on adapte au bout de la canule de mon Injecteur : c'est chose assez facile à faire (voir fig. 5). — Cela fait, on introduit dans ce tuyau une *très petite pincée* de la poudre indiquée dans mon ordonnance. Tenant alors l'Injecteur *horizontalement*, à pleine main, on approche de l'entrée du conduit auditif l'extrémité du tuyau chargé de poudre; on a soin de tirer légèrement l'oreille du Malade en haut et en arrière, pour bien mettre à découvert et élargir un peu l'entrée du conduit auditif. — On presse alors *très doucement* l'Injecteur que l'on tient à pleine main : l'air, qui sort de l'Injecteur, chasse doucement la poudre renfermée dans le tuyau, et celle-ci se trouve projetée dans le conduit auditif. — On bouche aussitôt l'oreille avec une petite boulette de ouate *sèche*.

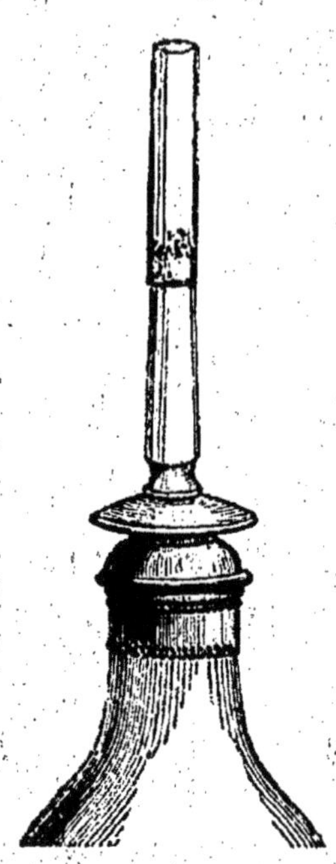

Fig. 5.

Insufflateur.

§ 22. Gargarismes. — Injections gutturales. — Nous avons déjà vu, en parlant des causes de la Surdité (p. 45), que les maux de gorge ou angines, surtout quand ces affections sont anciennes et ont pris droit de domicile, et que les rhumes de cerveau ou coryzas fréquents, déterminent un afflux de sang habituel et une irritation permanente de l'arrière-gorge ; comme la trompe d'Eustache vient s'ouvrir dans le haut de la gorge, cette irritation, cette congestion, se propagent à ce canal membraneux, et par lui à l'intérieur de l'oreille : il en résulte naturellement des troubles dans les fonctions de ces organes. — De plus, comme toute irritation des muqueuses s'accompagne d'une sécrétion exagérée de mucosités, ces matières visqueuses, que sécrètent alors les narines et la gorge, obstruent plus ou moins l'orifice de la trompe d'Eustache et y gênent la libre circulation de l'air.

C'est pourquoi je regarde comme très utile et très efficace, en ce cas, de débarrasser les narines, les arrières-narines et le haut de la gorge, de toutes ces mucosités, de toutes ces saletés, et de guérir ces régions malades. — J'ai vu bien des Surdités et des Bruits dans les oreilles s'améliorer notablement, par l'amélioration et la guérison des affections de l'arrière-gorge.

Pour atteindre ce but, je fais faire soit des *Gargarismes*, soit des *Injections gutturales* avec mon Injecteur ; voici comment celles-ci doivent être faites :

Après avoir préparé le liquide ordonné pour l'Injection gutturale, on en remplit l'Injecteur ainsi que je l'ai indiqué à propos des Injections auriculaires.

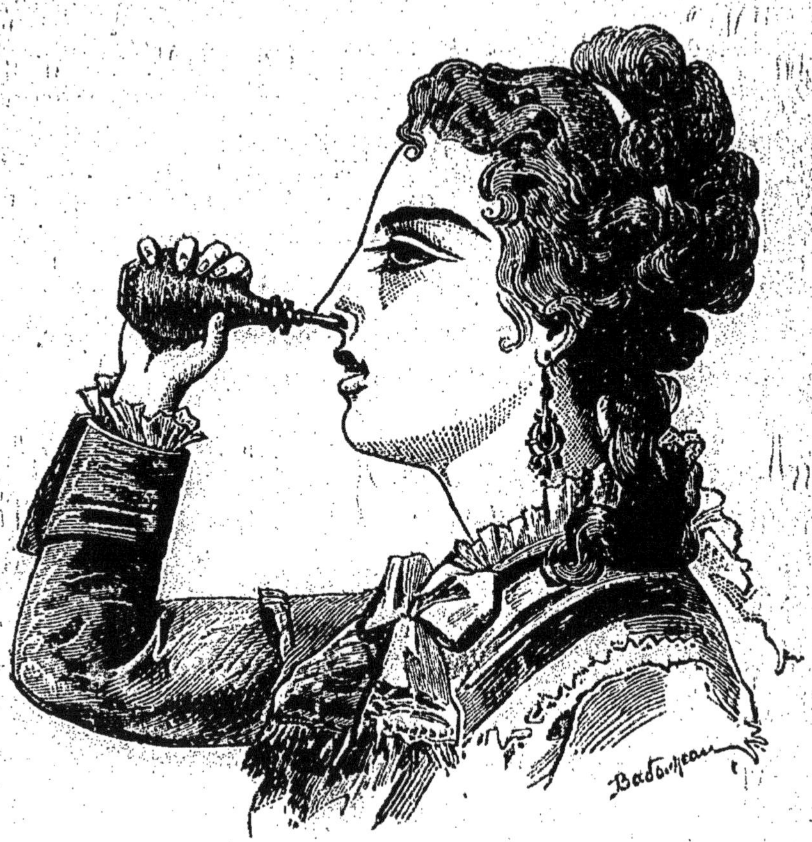

Fig. 6. — *Injections gutturales.*

Prenant alors l'Injecteur de la main droite, on introduit doucement l'extrémité de la canule dans l'une des narines (voir fig. 6). Cela fait, on relève la main, de manière que l'Injecteur relève le bout du nez et soit dirigé *horizontalement*, comme une trompette, dans le sens et dans l'axe de la bouche, afin que l'injection aille *directement* dans l'arrière-gorge. — Il est *essentiel* que l'Injecteur soit dirigé *bien horizontalement* d'avant en arrière.

Ayant alors la tête un peu inclinée au-dessus d'une cuvette, posée sur ses genoux ou sur une table, on presse l'Injecteur *à pleine main*, de façon à envoyer *tout le liquide* jusque dans le fond de la gorge. — Le liquide envoyé par l'Injecteur dans la narine, frappe l'orifice de la trompe d'Eustache, enlève les mucosités qui s'y trouvent, et ressort par l'autre narine, ou par la bouche, pour tomber dans la cuvette, balayant et nettoyant tout sur son passage.

On renouvelle deux ou trois fois de suite cette petite opération, très simple et fort efficace, qu'il est plus facile et plus court de faire que d'expliquer; puis on se mouche fortement à plusieurs reprises.

Ces *Injections gutturales* sont quelquefois désagréables, la première fois : — *il faut persévérer*, malgré cela, car la seconde fois elles se font mieux et la troisième fois tout à fait bien.

§ 23. Révulsifs cutanés. — Les Révulsifs cutanés consistent en des agents stimulants qui déterminent vers la peau l'afflux d'une certaine quantité de sang : je les prescris dans le but de désengorger les oreilles congestionnées. Ils produisent souvent d'excellents effets, surtout quand

leur usage est continué pendant quelque temps.
— Les moyens avec lesquels je produis cet effet
varient selon les cas et selon la puissance de révulsion que je veux obtenir.

1° *Bains de pieds*. — On les prend avec de l'eau
très chaude, à laquelle on ajoute une forte poi-
gnée de gros sel gris ordinaire ; ils doivent durer
10 minutes. Ils appellent vers les pieds une forte
masse de sang, que l'on y maintiendra en ayant
soin : — 1° de prendre ce bain local, au moment
de se coucher et près de son lit ; — 2° après l'avoir
pris, de bien s'essuyer les pieds, de mettre *immédiatement* deux paires de bas ou de chaussettes de
laine, afin de maintenir aux pieds le sang qui y a
été attiré par le Bain de pieds, et de se coucher
aussitôt.

2° *Sinapismes*. — Ils sont fréquemment employés
pour combattre la congestion auriculaire. Ils
consistent en une espèce de pâte, formée de farine
de moutarde, étalée entre deux morceaux de mous-
seline ; cette farine doit être délayée avec un peu
d'eau *tiède*, et non pas d'eau chaude ; — Aujour-
d'hui, cette pâte est avantageusement remplacée
par les sinapismes en feuilles de Rigollot, qui ont
le grand avantage d'être tout préparés, qui sont
d'une application plus facile, et agissent au
moins aussi bien. — On pose successivement les
sinapismes d'abord sur les mollets, puis sur la face
interne des cuisses ; on ne les laisse pas en place

trop longtemps, mais on les déplace de temps en temps, on les promène, de façon à déterminer une vive rougeur sur les mollets et sur les cuisses.

3° *Vésicatoires.* — Je fais quelquefois appliquer au bras gauche un vésicatoire, afin de déterminer une forte révulsion à la peau. — Il ne faut *jamais* en appliquer derrière l'oreille, car l'irritation produite à la peau se propage par continuité à l'organe auditif. — Une fois le vésicatoire appliqué, on l'entretient pendant dix, quinze, ou vingt jours, en y faisant — soir et matin — des onctions avec la *pommade épispastique verte* des Pharmaciens. Après chaque pansement, on place un petit linge fin et une bande.

§ 24. **Purgatifs.** — J'ordonne souvent des purgatifs, parce qu'ils produisent d'excellents effets, comme *révulsifs* et comme *évacuants.*

Comme *révulsifs*, car toute substance purgative provoque dans les intestins un afflux de sang plus ou moins prononcé, selon la nature et l'énergie du purgatif employé ; c'est précisément cet afflux de sang qui augmente la sécrétion des mucosités intestinales, lesquelles ramollissent les matières fécales et en facilitent l'expulsion. Or, cet afflux de sang, que les purgatifs attirent dans les intestins pendant quelques instants, constitue une *révulsion* fort utile ; le sang, qui se porte momentanément vers les intestins, se porte avec moins de force et en moins grande quantité vers la tête ; il en résulte, par conséquent, une diminution dans l'afflux de sang qui se porte vers les oreilles.

Comme *évacuants*, ils sont aussi fort utiles, car il est essentiel pour la santé d'obtenir une évacuation régulière et quotidienne des matières fécales ; la constipation habituelle, ou échauffement, provoque un état de malaise que ne connaissent que trop les personnes qui y sont sujettes.

Les purgatifs que je considère comme les meilleurs et que je prescris le plus souvent sont :

1° 10 à 15 grammes de sel d'Epsom, ou de sulfate de magnésie, divisés en deux tasses de bouillon aux herbes, que l'on prend à jeun ; recommencer cette purgation quatre ou cinq fois, à trois ou quatre jours d'intervalle ;

2° Un verre d'Eau de Sedlitz, ou de Pullna, à prendre le matin à jeun : 15 à 20 minutes après, prendre une tasse de bouillon aux herbes ; — recommencer cette petite purgation quatre ou cinq fois, à trois ou quatre jours d'intervalle chacune. Pendant cette période, on prendra la purgation de très bonne heure, pour être plus tôt débarrassé ; on déjeunera légèrement à 11 heures ou à midi.

3° Une à trois *pilules ante cibum*, de 10 centigr. et argentées, à prendre au dîner du soir, tous les deux jours, pendant une quinzaine ; en outre, tous les matins, pendant cette quinzaine, une grande tasse de lait froid.

Les Femmes ne doivent jamais se purger à

l'approche de leurs règles, ni pendant cette période.

§ 25. Vomitifs. — Bien que ce soit chose très-désagréable et fort ennuyeuse que de prendre et surtout de rendre un vomitif, l'effet produit est cependant si favorable dans plusieurs formes de Surdité et de Bruits, surtout dans les cas d'Angine granuleuse, que j'engage vivement les Malades, auxquels je les prescris, à s'y soumettre courageusement.

C'est que les vomitifs ont une action multiple ; ils produisent simultanément sur l'organisme divers effets que je vais indiquer sommairement;

1° Ils évacuent d'abord une certaine quantité de saburre, de bile, d'humeur, ce qui est toujours une chose utile et qui n'offre jamais le moindre inconvénient ;

2° Les contractions, les efforts des muscles de la gorge, exercent une sorte de massage sur la trompe d'Eustache et en expriment les mucosités qui y sont renfermées ; en outre, ces mêmes efforts détachent et expulsent les mucosités qui existent presque toujours dans l'arrière-gorge et les arrière-narines ;

3° Agissant comme le ferait une saignée, ils calment les battements du cœur, et par conséquent l'afflux du sang vers la tête et dans l'intérieur des oreilles : ils produisent, en effet, une pâleur de la face, une sensation de refroidissement analogue à celui de la syncope.

C'est pour ces raisons que j'engage mes Malades à se résigner à prendre des vomitifs, quand je les leur ordonne.

Voici comment il faut les prendre : le matin, à jeun et aussitôt levé, on se procure de l'eau chaude de façon à se faire trois ou quatre grands verres *d'eau tiède* : entre trois verres, on partage d'une façon à peu près égale, la *potion vomitive* prescrite ; et, tous les quarts d'heure, on boit un verre de cette eau vomitive.

Dès que les vomissements surviennent, on les facilite en prenant un verre *d'eau tiède ordinaire.*

J'engage beaucoup mes Malades à observer une certaine diète ce jour-là ; ils ne prendront qu'un potage, trois ou quatre heures après le dernier vomissement ; le soir, ils mangeront très peu, car l'estomac est fatigué.

Les Femmes ne doivent pas prendre de vomitif à l'approche de leurs règles, ni pendant cette période.

§ 26. Sangsues. — Toutes les fois que l'organe de l'ouïe est le siège, soit d'une inflammation plus ou moins vive, soit d'une congestion qui détermine des Bruits intenses, il est utile (alors que rien n'en contre-indique l'emploi) d'appliquer un certain nombre de sangsues.

Mais, pour que les sangsues produisent l'effet que l'on doit en attendre, il faut prendre quelques précautions :

J'ai toujours remarqué que les sangsues agis-

sent avec bien plus d'efficacité, quand l'écoulement de sang est continué *pendant longtemps*,
sans pour cela être plus abondant; en d'autres
termes, 6 sangsues produisent bien plus d'effet
si, au lieu d'être posées toutes à la fois, elles sont
posées trois par trois, les remplaçant à mesure
qu'elles tombent : la quantité de sang sucé par
elles est la même, mais l'écoulement a duré deux
fois plus longtemps, ce qui est préférable.

Pour les poser, on commence par laver avec de
l'eau tiède la région sur laquelle je prescris de
les appliquer et on l'essuie avec soin; — on prend
alors trois sangsues et on les roule légèrement
dans un linge, pour les essuyer et les exciter un
peu; — puis on les place dans un petit verre à
liqueur, que l'on renverse ensuite sur la place
indiquée et on le maintient jusqu'à ce qu'elles
aient bien pris; — quand elles sont tombées, on
en replace trois nouvelles par le même procédé.

Quand la dernière sangsue est tombée, on lave
la place avec de l'eau tiède; — il faut laisser
saigner pendant quelque temps; — si, au bout
d'un quart d'heure, le sang coule encore, on lave
alors avec de l'eau très fraîche, on exerce avec les
doigts sur les piqures une pression continue
pendant quelques minutes; — enfin on applique
un morceau d'amadou , sur lequel on exerce
une certaine pression pendant quelques instants.

Quand le sang ne coule plus, il faut avoir soin
de recouvrir les piqûres de sangsues avec un
morceau de timbre-poste ou de papier gommé :

— on évite ainsi toute cause d'irritation de ces piqûres et l'on en active la guérison.

§ 27. Cathétérisme, ou Sondage de la trompe d'Eustache. — On sait (page 26) que la caisse du tympan communique avec l'arrière-gorge par un étroit conduit, auquel on donne le nom de *trompe d'Eustache* ; or, le Cathétérisme ou Sondage de la trompe est une opération qui consiste à introduire par les narines une sonde creuse, à la pousser jusque dans l'arrière-gorge, et à en faire pénétrer le bec dans l'orifice de la trompe ; la sonde une fois engagée, on fait arriver de l'air par elle jusque dans la caisse du tympan.

Je n'emploie ce moyen que dans des cas tout à fait exceptionnels, parce que , malgré la plus grande habileté dans le maniement opératoire, il expose souvent le Malade à des accidents plus ou moins graves. Comme cette opinion pourrait peut-être sembler exagérée, surtout aux yeux des Médecins, j'emprunte à l'excellent Traité de Triquet si justement apprécié dans le monde médical, l'exposé des dangers auxquels donne lieu assez fréquemment le Cathétérisme ou Sondage de la trompe d'Eustache :

1° Une pusillanimité extrême, une frayeur exagérée, dont quelques Malades sont saisis à la vue d'un instrument quelconque, ou à la l'idée de la moindre opération. Chez les enfants, c'est l'indocilité surtout contre laquelle on a à lutter ; ils pleurent , ils crient, si l'on veut approcher la sonde des fosses nasales : en outre, comme le moindre mouvement suffit pour déranger l'introduction du bec de la sonde dans la trompe, on ne peut y arriver qu'après plusieurs tentatives et en risquant des déchirures ;

2° L'étroitesse excessive de la fosse nasale sur laquelle on opère est une autre cause de difficulté. Cette étroitesse résulte : soit d'un gonflement inflammatoire chronique de la muqueuse, soit de polypes ou végétations charnues, soit d'une déviation de la cloison, soit d'un vice de conformation ;

3° La sensibilité exquise de la pituitaire, ou muqueuse nasale, et la douleur qu'elle accuse au moindre attouchement, constituent encore une sérieuse difficulté, surtout chez les personnes nerveuses et impressionables ;

4° L'éternuement, se renouvelant chez certains Malades chaque fois que l'on essaie d'introduire la sonde dans les narines ;

5° L'épistaxis, ou saignement de nez, lorsque la muqueuse a une disposition à saigner au moindre contact ;

6° Une envie de vomir, des haut-le-cœur, déterminés par l'action réflexe que produit l'attouchement du voile du palais et de la muqueuse de l'arrière-gorge par le bec de la sonde ;

7° Enfin, dans certains cas, assez rares il est vrai, la déchirure de la muqueuse qui tapisse l'arrière-gorge, à la suite de mouvements brusques, d'éternuements, de haut-le-cœur ; il peut alors en résulter un emphysème guttural qui peut avoir de très graves conséquences.

C'est pour toutes ces raisons que j'emploie *très rarement* le Cathétérisme ou Sondage de la trompe d'Eustache.

Je l'ai remplacé avantageusement par les Douches d'air et les Injections naso-gutturales; celles-ci n'offrent *aucun* inconvénient et sont tout aussi efficaces.

§ 28. **Douches d'air** — Ainsi que j'ai déjà eu plusieurs fois l'occasion de le dire, l'intérieur de l'oreille ou, plus exactement, la caisse du tympan, communique avec la gorge au moyen d'un canal, *la trompe d'Eustache* : ce canal s'ouvre par un orifice légèrement évasé dans le haut de la gorge, au-dessus du voile du palais, immédiatement en arrière de l'orifice guttural des narines. Cette trompe est destinée à renouveler incessamment l'air que renferme la caisse du tympan : c'est donc un tuyau de ventilation, à travers lequel se fait un échange régulier d'air entre la caisse du tympan et la gorge.

Or, il nous faut remarquer ceci :

1° Chaque fois que l'on avale quoi que ce soit, surtout si l'on se bouche le nez en le pinçant entre ses doigts, l'orifice guttural de la trompe s'ouvre alors largement, les parois de ce canal s'écartent l'une de l'autre, et l'air de l'intérieur de l'oreille se renouvelle. — Bien entendu, si l'orifice de la trompe est obstrué par des mucosités, s'il est gonflé, ou bien si le canal est engorgé ou rétréci, ce renouvellement d'air se fera très difficilement et incomplètement.

2° Chaque fois que l'on avale quoi que ce soit, de l'eau par exemple, au moment précis où cette eau passe de la bouche dans la gorge, le voile du palais se soulève comme une soupape. Il en résulte que la gorge est alors divisée en deux étages: un inférieur, qui communique avec la bouche et par où passe l'eau pour se rendre dans l'estomac; un supérieur, qui communique avec les narines et dans lequel vient s'ouvrir la trompe d'Eustache, alors béante et dilatée.

Me fondant sur ces faits anatomiques et fonctionnels, je prescris des *Douches d'air* à certains Malades, et cela à l'aide d'une grosse poire en caoutchouc, d'un gros Injecteur.

Manière de les pratiquer. — Voici comment il faut procéder :

1° La Malade commence par prendre dans la bouche une gorgée d'eau, ou toute autre boisson; il l'y garde jusqu'au moment voulu, indiqué plus loin;

2° J'introduis dans le nez, tout à l'entrée seulement, la tige d'une grosse poire en caoutchouc, en ayant soin qu'elle y pénètre à peine et *horizontalement*, afin que la douche d'air soit projetée dans la gorge, et non pas dans le haut des fosses nasales ;

4° Quand je sens que la tige est bien en place, je pince le bout du nez avec les deux doigts, de la main gauche, de façon à immobiliser la tige et surtout *à fermer complètement* l'orifice des narines ;

4ᵉ Cela fait, je saisis à pleines mains la poire en caoutchouc; alors, au moment précis où je dis au Malade d'avaler la gorgée d'eau qu'il a déjà dans la bouche, je presse dans la main la poire d'une façon un peu brusque et énergique, de manière à la vider, d'un seul coup et entièrement, de tout l'air qu'elle renferme.

J'insuffle ainsi de l'air dans les narines et dans le fond de la gorge. Cet air ne peut ressortir, ni par les narines, qui sont fermées par les deux doigts qui pincent le bout du nez; ni par la gorge, séparée en ce moment en deux étages par le voile du palais, qui s'est soulevé comme une soupape pour laisser passer l'eau que l'on avale. Cet air, ainsi insufflé, se trouve donc comprimé dans l'étage supérieur de la gorge : il s'engage alors dans la trompe d'Eustache, qui d'ailleurs se dilate au moment où l'on avale, et il pénètre jusque dans l'intérieur de la caisse du tympan.

Je recommence 6 ou 8 fois l'opération, en faisant prendre chaque fois une gorgée d'eau.

Cette petite opération, on le voit, est *inoffensive*: elle a *tous* les avantages du Sondage ou Cathétérisme et n'en a pas les dangers.

J'engage les Malades à se bien moucher auparavant: on devine aisément pourquoi.

Il est parfois utile de faire, avant cette douche d'air, une ou deux *Injections gutturales* (§ 22), afin de débarrasser l'orifice de la trompe d'Eustache des mucosités qui pourraient s'y trouver, et qui entraveraient la pénétration de l'air dans cette trompe.

§ 29. **Electricité.** — Je n'ai pas besoin de rappeler ici les nombreux et incontestables succès obtenus, depuis quelques années, par l'emploi de l'Electricité dans le traitement des maladies nerveuses et surtout des paralysies : depuis que les Médecins spécialistes savent mieux s'en servir, elle leur rend tous les jours les plus grands services.

Je me sers, pour électriser, de l'appareil de Ruhmkorff, la meilleure et la plus complète des machines électriques médicales : on obtient, à volonté, des courants électriques *directs* et des courants *induits*, et l'on peut instantanément augmenter ou diminuer l'intensité du courant.

L'Electricité, maniée avec prudence, produit d'excellents effets : c'est par elle que j'ai fini souvent par triompher de Surdités et de Bruits dans les oreilles, qui avaient résisté à tout autre traitement.

Une condition essentielle pour que le Malade puisse être électrisé, c'est que ses oreilles ne soient le siège d'aucune inflammation aiguë ou chronique, ni d'aucun écoulement : l'Ectrisation, étant excitante, aggraverait cet état.

Comme l'Electrisation, pour être suivie de résultats satisfaisants, doit être répétée plusieurs fois, mes Malades viennent tous les deux ou trois jours faire une séance de 5 à 10 minutes. En ayant soin de procéder graduellement, avec prudence, et de n'augmenter qu'insensiblement la puissance du courant électrique, je vois bien peu de Malades supporter péniblement l'Electrisation; la plupart viennent avec empressement faire leur séance, encouragés par l'amélioration progressive qu'ils observent d'ordinaire dans leur audition.

RÉGIME ET HYGIÈNE

§ 30. **Conseils généraux**. — Malgré que ce livre soit un simple Guide de mon Traitement de la Surdité, je crois cependant être utile à mes Malades en leur donnant quelques conseils de Régime et d'Hygiène, en leur apprenant l'*Art de se bien porter*.

De tous les moyens à employer pour conserver, ou pour rétablir sa santé, le meilleur et le plus efficace, c'est l'Hygiène : c'est pourquoi je vais brièvement en exposer les lois principales.

Bien des personnes ne veulent pas s'astreindre aux lois de l'Hygiène pour deux raisons : elles disent que bien des gens vivent longtemps, tout en vi   leur guise, et que d'autres ne vivent pas   os malgré les soins qu'ils prennent ; elle   qu'il est ennuyeux et fatigant de suivi   les lois de l'Hygiène et d'observer un Régime convenable. — Elles se trompent, car elles ignorent que, pour vivre selon les lois de l'Hygiène, il n'est pas nécessaire, et même qu'il ne faut pas s'astreindre aux précautions méticuleuses que s'imposent certaines gens, véritables Malades imaginaires. L'Hygiène laisse à chacun la plus grande latitude pour suivre ses goûts et agir selon ses moyens; elle se borne à nous dire : que la modération est nécessaire en toutes choses; qu'un Régime convenable et proportionné à notre tempérament et à nos occupations, une vie réglée, des habitudes simples et modérées, sont autant de chances de se bien porter; qu'indépendamment de ces lois générales, chacun de nous doit étudier, connaître et pratiquer ce qui convient le mieux à son âge, à son tempérament, à son genre de vie; que, dans toutes les positions sociales et tous les genres de vie, il y a une direction et une règle à suivre; enfin que, puisqu'il suffit pour vivre longtemps, de mener une vie sobre, active et régulière, le moyen est encore aussi utile que le but, et que, si nous n'y parvenons pas, nous jouirons au moins des avantages incontestables que procurent la sobriété, la sagesse et l'activité.

L'Hygiène et le Régime ont donc une importance capitale, car ce sont des modificateurs de tous les jours; leur action est incessante, journellement renouvelée; leurs effets, pour ne pas être immédiatement appréciables, n'ent sont pas moins réels et surtout durables : je m'estimerais heureux, si je pouvais faire pénétrer cette idée si naturelle et si juste, dans l'esprit des personnes maladives.

§ 31. Régime. — Parmi les précautions à prendre pour conserver ou pour rétablir sa santé, le Régime doit jouer le plus grand rôle : ce sont en effet très souvent les écarts de régime, ou bien l'irrégularité des repas, ou bien une mauvaise alimentation, qui sont la cause des troubles fonctionnels de l'estomac et des intestins.

Je ferai tout d'abord observer que les appréciations et les conseils que je vais donner s'adressent, non pas aux personnes bien portantes qui boivent et mangent de tout impunément, mais aux personnes maladives, dont les digestions sont plus ou moins lentes et pénibles.

Repas. — Les repas doivent toujours se faire à des *heures très régulières* : l'estomac peut se ployer aux habitudes de certaines heures, mais il supporte difficilement l'irrégularité.

L'intervalle entre les deux principaux repas doit être de six à sept heures en moyenne, c'est-à-dire assez grand pour que les digestions stomacale et intestinale aient le temps de se faire, pour que les digestions n'empiètent pas l'une sur l'autre, et même pour que l'estomac ait le temps de se reposer un peu.

On évitera, autant que possible, immédiatement *après les repas*, les occupations qui exigent une très grande application d'esprit, car alors le cerveau accaparerait à son profit la vitalité et l'influx nerveux nécessaires au travail de la digestion. — Si la profession exige ce travail intellectuel, on se contentera alors de faire un déjeuner léger, peu copieux : le travail digestif et le travail intellectuel ne se feront que mieux, tous les deux.

Après les repas, la promenade facilite beaucoup le travail de la digestion et je ne saurais trop la recommander : on digère avec ses jambes presque autant qu'avec son estomac, disait Chomel.

La *quantité* des aliments et des boissons doit être proportionnelle à l'exercice que l'on a pris et varier selon l'âge, le sexe, le genre de vie, le travail ou la profession, et surtout selon le degré d'énergie des fonctions digestives. — En général, *on mange trop*, on mange plus qu'il ne faut, ce qui est une source de malaises et d'incommodités. Je ne saurais donc trop recommander d'*être sobre*, de manger modérément, de manger peu d'aliments, mais des aliments *très nourrissants* et facilement digestibles; rien n'est plus propre que la *Sobriété*, qu'un *régime substantiel* mais *peu copieux*, pour entretenir en nous la santé.

Les mets le plus *simplement préparés* sont les meilleurs, ceux qui se digèrent le mieux. — Il en de même des *sauces* : les plus simples sont les meilleures.

Les *assaisonnements* sont utiles et même nécessaires, parce qu'ils facilitent la digestion : ils conviennent surtout aux aliments un peu fades, aux viandes blanches, aux poissons, aux légumes, qui seraient sans eux d'une digestion difficile; le sel est fort utile et même indispensable, car il excite l'appétit et facilite la sécrétion des sucs digestifs; *quelques* parcelles de poivre ne peuvent faire de mal.

Mâcher avec soin ses aliments, ne pas les avaler avant qu'ils n'aient été bien mastiqués, bien broyés, bien triturés; — la *salive*, en effet, ne nous aide pas seulement à humecter et à avaler la pâtée alimentaire; elle est chargée de digérer en partie les aliments féculents, le pain et les légumes farineux, à transformer leur fécule en dextrine et consécutivement en glucose, d'insolubles de les rendre solubles et digestibles; — en outre, les aliments étant bien broyés seront plus facilement attaqués par les sucs digestifs : ce que les dents ne font pas, l'estomac devra le faire, et son travail digestif en sera plus long et plus pénible.

Les *Dents* étant les instruments actifs de la mastication, il faut les entretenir en bon état, et les nettoyer tous les matins; — si quelque dent devient douloureuse, ou se carie, s'adresser aussitôt au Dentiste et se la faire soigner ou arracher.

Le matin, en se levant, on peut prendre du *café au lait*, ou bien du *chocolat :* c'est un petit déjeuner très hygiénique, quand le lait est bien pur, de bonne qualité; il est cependant préférable de prendre un *potage*, ou une *soupe*, faits avec du bon bouillon, ou bien une tasse de *lait froid*, bien pur, ou bien de tremper un biscuit ou un peu de pain dans un verre de Bordeaux.

Aliments. — *Soupes* au pain, *potages* au tapioca, au vermicelle ou aux pâtes d'Italie, aux purées de légumes, le tout préparé avec du très bon bouillon, bien consommé, bien corsé : ce sont là d'excellents aliments, très digestibles et très nourrissants, que je ne saurais trop recommander.

Pain blanc bien cuit : manger surtout la croûte,
car elle est plus nourrissante et plus digestible
que la mie ; mais la bien mâcher, car c'est surtout la salive qui digère le pain.

Une demi-douzaine d'huitres, bien fraîches,
conviennent parfaitement : en boire l'*eau*.

Pas de hors-d'œuvre, si ce n'est un peu de
beurre frais, car ils sont presque tous indigestes.

Manger souvent des *œufs*, sous toutes les
formes, car ils constituent un aliment *complet*,
très nourrissant, très sain, très digestible ; il faut
qu'ils soient *peu cuits*, car cuits *durs* ils sont indigestes.

Les *poissons* sont en général peu nourrissants,
mais c'est une excellente nourriture ; comme digestibilité, les poissons petits, à chair blanche,
fine et délicate, sont plus digestibles que ceux à
chair rosée, ferme, gélatineuse, ou huileuse ; les
poissons d'étangs sont plus gélatineux et plus
lourds que ceux de lacs et de rivière ; ceux de
mer sont en général plus nourrissants que ceux
d'eau douce ; les poissons salés, ou marinés, ou
fumés, sont presque tous d'une digestion difficile,
mais ils excitent l'appétit.

Manger *surtout de la viande*, car c'est l'aliment
qui nourrit et qui restaure le plus, qui se digère
le mieux, qui fatigue le moins l'estomac, eu
égard surtout à la quantité et à la qualité des
sucs nutritifs que sa digestion fournit à notre

sang : ses propriétés nutritives sont dues à la conformité, à l'identité de sa substance avec celle de notre corps ; aussi nous nourrit-elle mieux qu'une quantité triple ou quadruple de légumes ou de fruits.

Les *légumes* sont beaucoup moins nourrissants que la viande et le poisson : ils stimulent très peu l'estomac, ce qui les rend moins digestibles ; mais il est utile de les associer aux viandes et au poisson, parce qu'ils varient la nourriture, modifient la consistance, la saveur et l'aspect de beaucoup de viandes auxquelles on les mélange ; en outre, ils sont riches en sels alcalins et ils tempèrent ainsi l'action trop nourrissante, trop échauffante de la viande.

Manger *souvent* des *légumes herbacés*, épinards, oseille, chicorée, laitue : quand ils sont *cuits à grande eau*, bien hachés, accommodés avec du bon beurre ou arrosés de jus de viande, ils sont alors de très bons aliments, nourrissant très peu, mais se digérant très bien, et doués de propriétés très rafraîchissantes.

Les *salades* ont des qualités analogues, mais se digèrent moins facilement : la *laitue* est la plus digestible et je la permets volontiers, comme récompense, quand on a mangé beaucoup de viande.

Quant au *dessert*, se contenter d'un peu de fromage, ou de fruits *bien mûrs*, ou de pruneaux, ou bien de fruits en compote, de marmelades de pommes surtout, qui possèdent des propriétés émollientes et rafraîchissantes incontestables.

Boissons. — Les *boissons*, prises au moment des repas, se mélangent dans l'estomac avec les aliments, les pénètrent et les imbibent, en dissolvent certaines parties, en font une bouillie semi-liquide et en facilitent la digestion.

L'*eau* doit être parfaitement pure, limpide, très claire, bien aérée, sans odeur, d'une saveur fraîche et agréable. — Les *Eaux minérales* de Seltz, de Condillac, de Saint-Galmier, de Vals, de Vichy, etc., favorisent la digestion par le gaz acide carbonique dont elles sont chargées et par leurs sels alcalins.

Le *vin*, s'il est de bonne qualité et surtout naturel, est la meilleure des boissons que l'on puisse prendre en mangeant, bien préférable au cidre et à la bière ; il faut toutefois l'étendre de moitié ou de deux tiers d'eau : il favorise notablement la digestion, donne du ton et de l'énergie à tout l'organisme et y produit un sentiment général de bien-être.

Le *Bourgogne* est généreux, chaud, stimulant, mais capiteux ; le *Bordeaux* est moins excitant, moins capiteux, plus froid : excellent pour ceux qui ont besoin d'être tonifiés, mais non pas excités. — Ne boire que très peu de *Vins blancs*, car ils ne sont pas toniques et ils stimulent très vivement le système nerveux ; il en est de même du *Champagne*, à plus forte raison.

Les *liqueurs*, prises en quantité modérée à la fin du repas, favorisent et activent la digestion. Je recommande surtout la *Chartreuse* jaune, le

Curaçao de Fockink et l'*Anisette* de Marie Brisard.

Prendre du *café* avec modération, après le déjeuner seulement, observer l'effet qu'il produit, et s'en abstenir si l'on constate qu'il excite trop le système nerveux. — Je fais pour le *thé* les mêmes restrictions que pour le café : en prendre modérément, et même s'en abstenir s'il excite trop.

La *bière* est une boisson agréable, hygiénique quand elle est de bonne qualité : contenant du houblon, du sucre et de la fécule, elle est nourrissante et même tend à engraisser.

§ 32. Hygiène. — C'est essentiellement *l'Art de se bien porter*, l'art de conserver sa santé, ce premier de tous les biens et sans lequel tous les autres n'ont que bien peu de valeur, de l'améliorer en la fortifiant, et de se mettre à l'abri des principales causes de maladie. Chacun de nous doit s'étudier et se connaître, au physique autant qu'au moral, se bien pénétrer de l'importance de l'Hygiène et en observer de son mieux les préceptes.

L'Hygiène nous apprend à vivre *toute* notre vie, à user et à vivre la *totalité* du temps que la Nature a réparti à chacun de nous au moment de notre naissance, du temps auquel nous avons droit : en général, nous ne faisons pas tout notre temps, nous mourons avant l'âge, et cela presque toujours *par notre faute.*

Le rôle de l'Hygiène est des plus importants,

quand les causes du malaise que l'on éprouve sont de sa dépendance, comme une alimentation mal comprise et mal appropriée à un état généralement anémique, une vie sédentaire et inactive, un travail intellectuel excessif, des tracas et des préoccupations, etc. ; il suffit alors de faire cesser ou d'atténuer autant que possible ces causes morbifiques, pour que le malaise se guérisse ou s'améliore de lui-même; — et même, quand la cause du mal se trouve hors de sa portée, l'Hygiène intervient encore d'une façon très efficace en réglant, de la façon la plus favorable à la santé, toutes les autres conditions de la vie.

La nature de ce livre ne me permet pas de traiter les nombreuses questions que comporte ce vaste sujet : je me contenterai seulement d'en formuler brièvement les préceptes les plus importants.

L'air est l'aliment de la vie, le pain quotidien de la respiration; et même, on peut vivre quelques jours sans manger et l'on ne peut vivre cinq minutes sans respirer. Aussi, une des premières conditions pour se bien porter est-elle de respirer habituellement un air pur, de vivre le plus possible au grand air, de faire de longues promenades à pied, tous les jours et par tous les temps.

L'air est plus pur *à la campagne*, et c'est là que se trouvent réunies les meilleures conditions hygiéniques : un air pur, le voisinage des bois ombreux où il est si doux de promener sa rêverie, l'agréable fraîcheur du matin, l'absence du bruit des villes, le calme de l'esprit et du cœur ; c'est là qu'il fait bon vivre, quand on a été mêlé au mouvement fiévreux des affaires, que l'on a connu les perplexités, les inquiétudes, les tracas de la vie moderne et que l'on s'est brûlé le sang, usé la santé, dans cette tourmente de tous les jours et de tous les instants.

L'air *de la mer* est encore plus pur et plus vif aussi le séjour de quelques semaines au bord de la mer, même sans prendre de bains, est-il très salutaire à la santé.

Si l'air est l'aliment de la vie, la *lumière*, le *soleil* surtout, en est l'excitant, l'assaisonnement : de toutes les fleurs, la fleur humaine est celle qui a le plus grand besoin de soleil et, de même que les plantes qui croissent à l'ombre ou renfermées dans nos appartements sont étiolées, de même aussi les personnes qui vivent enfermées et sortent rarement de chez elles, sont languissantes et souffreteuses : là où le soleil n'entre pas, la maladie ne tarde pas à entrer.

Le *froid*, ou plutôt le *refroidissement* brusque, es pour nous un ennemi mortel contre lequel on ne saurait trop se mettre en garde : il est la cause de la moitié au moins des maladies aiguës. Sous son influence, le sang, qui circule dans le réseau capillaire de la peau, est refoulé dans les organes de l'intérieur et les congestionne : de là, des rhumes, des grippes, des fluxions de poitrine, des rhumatismes, etc. Le meilleur moyen de se garantir du froid, c'est de porter habituellement de *la flanelle*, laquelle constitue autour de notre corps une enveloppe isolante, qui le protège des variations brusques de température.

Notre *logement* doit être salubre, suffisamment éclairé et aéré, exempt de toute exhalaison malsaine et surtout d'humidité, sinon il a des inconvénients pour notre santé. On n'a pas toujours le pouvoir de choisir, et il faut souvent se contenter de celui qu'on a : sans doute; mais il vaut mieux faire des économies sur autre chose et avoir un logement sain; il ne faut surtout jamais céder à l'attrait du bon marché et habiter des maisons trop récemment bâties, ou bien des logements humides, où ne pénètrent ni air ni lumière, car on y gagne fatalement des douleurs. — Un logement planchéié est plus sain qu'un logement carrelé, qui devient facilement humide; les étages supérieurs sont plus salubres que le rez-de-chaussée et même le premier.

Embellir de son mieux son logement : c'est d'abord une source continuelle de jouissance que l'on goûte, sans que l'on s'en rende compte; de plus, on est retenu à la maison par le charme de son logis, que l'on a embelli selon son goût et ses moyens, on se sent doucement attaché à son *chez soi*.

Dans nos logements, il faut *ventiler* le plus possible, y *renouveler l'air*, altéré par la respiration de ceux qui y séjournent, par le chauffage, par l'éclairage et par les émanations de toutes sortes.

— En respirant, nos poumons aspirent l'oxygène de l'air et expirent du gaz acide carbonique qui altère peu à peu la pureté de l'air, si cet air n'est pas suffisamment renouvelé. Les fleurs, même sans odeur, sont également nuisibles, ainsi que les plantes et le feuillage. — Il faudra donc ventiler, autant que possible, la chambre que l'on habite : avant de se coucher, ouvrir largement les fenêtres, afin de laisser pénétrer un peu d'air pur ; la chambre à coucher ne doit pas être d'ailleurs trop chaude : 12 à 14 degrés, suffisent. — Ne pas trop calfeutrer les portes et fenêtres ; laisser l'air entrer. — Tous les matins, ouvrir au grand large portes et fenêtres, les laisser ouvertes quelque temps pour bien aérer l'appartement, et faire le ménage pendant ce temps.

La *chambre à coucher* doit être grande, bien aérée, et il faut convenir que nos pères avaient sous ce rapport des appartements mieux compris que les nôtres.

Le *lit*, ce vêtement de la nuit, dans lequel nous passons le tiers de notre existence, ne doit pas être trop mou, trop moelleux, car alors il congestionne, développe l'impressionnabilité nerveuse et prédispose à l'embonpoint ; — il ne doit pas être placé dans une alcôve, car l'air y pénètre d'ordinaire avec peine ; les rideaux ne doivent être que de simples ornements, et l'on ne doit jamais s'y enfermer, s'y emprisonner, se confiner dans un si étroit réduit, — les oreillers de plumes tiennent la tête trop chaude et provoquent l'afflux du sang au cerveau ; ceux de crin sont préférables. — On ne doit rester au lit que huit heures en moyenne, les femmes un peu plus, les enfants davantage encore, car ils ont besoin de plus de sommeil.

Le *sommeil* est le silence des sens, le repos du mouvement, le modérateur de la vie, la trêve de notre existence ; et nous en avons besoin autant que de nourriture ; c'est une mort qui redonne la vie, car il nous fait renaître tous les matins et nous fait passer chaque jour du néant à une vie nouvelle.

Pour que le sommeil soit réparateur, il faut se coucher de bonne heure et se lever matin ; car se coucher de bonne heure et se lever matin font l'homme sain, riche et sage. — Pour bien dormir, d'un sommeil profond et réparateur, il faut prendre de l'exercice la journée, manger modérément au repas du soir, avoir soin d'écarter de son esprit toute espèce d'excitation, de préoccupation, de tracas, au moment de se coucher.

Il ne faut pas veiller trop tard et surtout passer au bal, en soirée, au cercle, une partie de la nuit ; il faut que le sommeil soit pris la nuit, selon les vœux et à l'exemple de la Nature ; — le sommeil que l'on prend avant minuit compte double ; — les nuits passées abrègent les jours, et c'est en partie pour cela que la vie du monde, des bals, des soirées, étiole tant d'organisations.

Le *chauffage* à l'aide d'une *cheminée* est le moyen le plus usuel, le plus simple, la plus gai et surtout le plus salubre ; la cheminée, cette confidente des longues soirées d'hiver chauffe peu, car elle laisse échapper une très grande partie de la chaleur : mais elle facilite le renouvellement [de l'air de la chambre, par un appel d'air incessant ; — les *poêles* ont l'avantage d'utiliser presque toute la chaleur produite, mais ils dessèchent l'air, ils dégagent souvent de l'acide carbonique, chauffent généralement trop et causent des maux de tête ;— les *braseros* et les petits *calorifères portatifs*, remplis de braise allumée, sont malsains à cause de l'acide carbonique produit par la combustion de la braise.

Les *vêtements* doivent être chauds, plutôt plus que moins, car il y a peu d'inconvénient à être trop couvert, tandis qu'il y en a beaucoup à ne pas l'être assez : presque tous les rhumes viennent de là. Les enfants et les personnes âgées doivent se prémunir contre le froid, se vêtir chaudement. — Pendant l'automne et surtout le printemps, les journées sont chaudes et les nuits fraîches, les variations de température brusques et fréquentes : il ne faut donc jamais sortir sans pardessus, car les refroidissements sont alors très fréquents et souvent très dangereux.

Les *soins de propreté* doivent être pris tous les jours, à grande eau, car il est indispensable de maintenir en bon état la peau de notre corps, d'en favoriser les fonctions.

La *Peau* est parsemée de millions de pores microscopiques qui donnent incessamment issue à la *sueur*, laquelle s'exhale sous la forme de vapeur insensible ; en outre, des milliers de glandules *sébacés* lubréfient la peau d'une matière grasse, destinée à en entretenir la souplesse et la mollesse : ce sont ces sécrétions qui salissent notre linge. — L'élimination régulière de ces substances dégage les organes intérieurs et contribue puissamment à l'entretien de la santé : quand cette élimination est arrêtée, ou bien quand elle se fait mal, les muqueuses des organes respiratoires et des voies digestives se congestionnent, les humeurs s'altèrent, les sécrétions catarrhales et les engorgements apparaissent.

Les *bains* sont donc extrêmement utiles ; il faut avoir soin d'en prendre trois ou quatre par mois, pas trop chauds, car alors ils congestionnent et affaiblissent ; je conseille d'y ajouter 250 grammes de carbonate de soude, ou de gros sel de cuisine.

Les bains nettoient toute la surface du corps, en enlèvent la poussière, les débris d'épiderme, les résidus de la sueur et de la matière sébacée ; ils calment les démangeaisons, les irritations et préviennent ainsi beaucoup de dartres ; ils conservent à la peau toute sa vitalité, en favorisent et en régularisent les fonctions : ils reposent le corps fatigué ; ils délassent le cerveau d'un travail intellectuel prolongé ; ils calment le système nerveux et en apaisent la surexcitabilité.

L'*Hydrothérapie* est un excellent moyen pour stimuler et pour tonifier l'organisme ; je ne saurais trop la recommander ; seulement, il faut savoir s'en servir. — Il ne faut prendre, en général, que des *douches en pluie froide*, de 20, 30, 40 *secondes* au plus : sous l'influence de cette pluie froide, il se produit un tressaillement général, un ébranlement nerveux ; le sang des parties superficielles du corps est brusquement refoulé dans les parties profondes ; si la douche ne dure que 20, 30, 40 secondes et qu'aussitôt on frictionne tout le corps, *vivement* et surtout *rapidement*, avec un linge un peu rude, alors *la réaction* se fait aussitôt ; la chaleur revient à la peau, la circulation du sang devient plus rapide et l'on éprouve un sentiment de bien-être général.

Je ne saurais trop conseiller de prendre *beaucoup d'exercice*, de s'astreindre à faire tous les jours une ou deux *promenades à pied*, aussi longues que possible, non point à pas lents et nonchalants, mais à pas un peu accélérés ; il faut les faire tous les jours et quelque temps qu'il fasse, sans avoir peur de se mouiller ni de se crotter : c'est là une question de chaussures et de vêtements ; il faut les faire, quel que soit l'ennui qu'elles inspirent, quels que soient les raisonnements et les sophismes captieux que l'on se fasse pour se prouver qu'elles sont difficiles, ou ennuyeuses, ou inutiles : au bout de quelque temps, on s'applaudira d'en avoir pris l'habitude. — En effet, agir c'est vivre ; l'inaction affaiblit le corps, l'exercice le fortifie ; tous ceux qui ont vécu de longues années, exempts d'infirmités, ont mené une vie active et laborieuse.

Sous l'influence de l'exercice, quel qu'il soit, la respiration est plus active ; on absorbe davantage d'air, ce principe vivifiant de notre sang ; la chaleur de notre corps se développe ; les phénomènes mystérieux d'assimilation et de désassimilation, qui ont lieu dans la profondeur de nos organes et dont j'ai donné une idée précédemment, s'accomplissent avec plus d'ensemble et d'énergie; le sang circule avec régularité dans tous nos organes; toutes les fonctions essentielles de la vie s'accomplissent avec régularité.

L'exercice calme le système nerveux et il modère l'activité désordonnée du cerveau. Il réveille l'appétit, facilite la digestion, entretient la liberté du ventre. Il convient à tous les âges : aux enfants, pour lesquels les exercices du corps et ceux de l'esprit doivent toujours servir de délassement les uns aux autres ; aux personnes âgées, dont il ranime l'énergie affaiblie des organes, stimule les forces et augmente la vitalité.

La *Gymnastique* est un excellent moyen hygiénique pour fortifier l'ensemble de la constitution : elle développe les muscles, active la circulation générale, et prévient ou détruit les congestions et les engorgements des organes abdominaux, ainsi que l'envahissement de la graisse ; enfin elle calme, par la fatigue, l'excitabilité du système nerveux. Ces exercices, convenablement dirigés, donnent de l'agilité et de la souplesse, favorisent le développement régulier du corps, le rendent robuste et vigoureux.

§ 33. **Hygiène de l'âme,** l'*Art d'être heureux.*

— Cette étude ne serait pas complète si, après avoir indiqué l'*Hygiène du corps*, qui est l'*Art de se bien porter*, je n'indiquais pas aussi l'*Hygiène de l'âme*, qui est l'*Art d'être heureux*, — Malgré donc qu'un tel sujet ne soit pas dans les attributions habituelles du Médecin, je ne crois pas outre-passer mon mandat d'Hygiéniste en en disant quelques mots, en donnant quelques conseils.

Faire en sorte d'être heureux, de se trouver heureux, de savoir être heureux, ce qui est très facile et à la portée de tous, car il s'agit seulement de *le vouloir*, de se raisonner un peu.

Il ne tient qu'à nous d'être heureux, car le bonheur est dans notre cœur, en nous-mêmes, et bien peu dans les choses extérieures.

Le bonheur ne consiste ni dans la richesse, ni dans les honneurs, ni dans les plaisirs du monde ; il dépend de la santé, de la paix du cœur, du calme de l'esprit, d'une modeste aisance, d'une vie simple et tranquille, exempte des soucis, des tracas, des préoccupations, des agitations, que nous nous créons souvent à nous-mêmes par notre ambition, par notre âpreté au gain, par le désir de nous enrichir pour pouvoir briller.

Savoir être heureux dans la position où l'on se trouve ; — être content de son sort ; — faire son nid le mieux possible, puis s'en contenter tel qu'il est, en songeant qu'il est encore bien plus doux que celui de beaucoup d'autres.

Ne pas passer sa vie, soit à regretter le bien perdu, soit à se trouver malheureux tant que l'on n'aura pas telle position; mais jouir de l'heure présente, ce qui est un talent bien rare.

Mener un train de vie en rapport avec ce que l'on possède, ou ce que l'on gagne; — régler ses dépenses sur les deux tiers de son revenu.

S'il survient une diminution dans les revenus, ne pas s'obstiner, par ostentation, à mener le même train de vie: le réduire résolument aux ressources que l'on a.

Avoir une vie simple, un genre de vie modeste: car le luxe, la vie fastueuse, la vie à grandes guides, contribuent peu au bonheur et y nuisent bien souvent; — la Vanité et l'Ostentation déjeunent avec le Luxe et dînent bien souvent avec la Misère.

Ne pas *poser* pour la galerie, ne pas tant s'inquiéter de ce que pensent les autres: agir toujours avec droiture, avec honnêteté, selon les inspirations d'une conscience délicate et scrupuleuse; mais ne pas se rendre l'esclave de prétendues convenances.

Ne pas croire que la richesse fasse à elle seule le bonheur; — savoir se contenter de l'aisance, d'un revenu suffisant pour subvenir aux besoins, aux commodités, au bien-être de la vie; — avec la santé et une modeste aisance, on a tout ce qu'il faut pour être heureux.

Ne pas envier ce qu'ont les autres: quand nous mettons le bonheur dans les choses qui nous manquent, d'autres le voient dans une seule des choses que nous possédons.

Jouir avec sagesse des biens que l'on a, mais savoir se passer de tout ce que l'on n'a pas, sans humeur et sans murmurer ; — borner ses désirs à ce que l'on possède, se contenter de ce que l'on a.

Se créer peu de besoins, afin d'avoir toujours assez pour les satisfaire : assez est un peu plus que ce que chacun a.

Travailler, car c'est tout à la fois le moyen de gagner de l'argent et de n'avoir pas le temps d'en dépenser ; — travailler, car c'est une meilleure ressource contre l'ennui que le plaisir.

Être économe, car sans économie aucun revenu n'est suffisant ; — épargner, pour être généreux dans l'occasion.

Être généreux, compatissant, charitable ; — ne jamais se lasser de faire le bien, le faire toujours et en toutes circonstances, sans songer à la reconnaissance.

Comparer souvent le bien-être dont on jouit, la situation dans laquelle on se trouve, avec la triste position de tant de gens qui gagnent péniblement leur misérable vie, au prix d'un rude labeur : et l'on se trouvera heureux ; — regarder toujours au-dessous de soi, car on trouve toujours plus malheureux que soi.

Ne se moquer de personne, quelque motif que l'on en ait, quel que soit le mot spirituel qui nous brûle les lèvres ; — avoir cette politesse qui fait écouter les importuns sans ennui apparent.

Être complaisant et obliger toujours de bonne grâce, car c'est alors obliger doublement ; — avoir avec tous de l'affabilité, cette politesse de la bonté.

Être indulgent pour les autres, supporter patiemment leur humeur fâcheuse, leurs faiblesses, leurs défauts ; — ne pas contredire sans motifs sérieux, ménager l'opinion des autres ; — éviter les discussions irritantes, qui ne servent à rien ; — être tolérant, respecter les opinions et les croyances des autres, ne jamais les blesser ; — voir et entendre tout, sans rien blâmer ; — aimer les aimables, faire bonne mine aux autres.

Ne pas croire aisément aux médisances que l'on entend dire et surtout ne pas les répéter ; — ne jamais dire du mal des absents, mais en prendre plutôt la défense si on les attaque.

Ne pas être oisif, car l'indolente oisiveté n'engendre que l'ennui : pour elle, les divertissements ne sont qu'une broderie sur un fond d'ennui ; — le charme des doux loisirs est le fruit d'une vie occupée.

Si l'on s'ennuie, se créer quelque occupation obligatoire, car l'ennui est une maladie dont le travail est le seul remède : le plaisir n'en est que le palliatif.

Aimer à lire, car un livre est un ami complaisant, que l'on trouve et que l'on quitte quand on veut ; — aimer surtout à étudier, car l'étude est le plaisir qui coûte le moins, qui peut se procurer aisément et partout, qui charme le plus, qui asse le moins, et qui ne cause jamais aucun ennui.

Voir toujours le bon côté des choses: dans les œuvres d'art, dans les œuvres musicales, dans les pièces de théâtre, dans les livres, admirer ce qui est beau, ce qui est vrai, ce qui est bon ; fermer les yeux sur les faiblesses de l'œuvre et ne pas gâter son plaisir à en chercher les défauts.

Etre philosophe : — se trouver toujours bien partout; — se contenter de la place que l'on a ;— trouver toujours tout bon; — supporter patiemment les petits accidents et désagréments de la vie, et en rire plutôt que de geindre ; — souffrir sans murmurer ce que l'on ne peut empêcher; — ne pas récriminer contre les faits accomplis.

Etre sage;—éviter les excés de tout genre : éviter tout ce qui est de nature à surexciter; — résister à ses passions, les combattre, les modérer ; — maintenir en son esprit le calme et la tranquillité, en son cœur la paix et le contentement, état du cœur et de l'esprit qui contribue puissamment au bonheur de la vie.

Tout cela, cher Lecteur, c'est de l'Hygiène : car la paix du cœur, le calme de l'esprit, une vie simple et tranquille, l'absence de soucis et de tracas, le travail et l'économie, une douce philosophie, la sagesse en toutes choses enfin....., constituent les meilleures conditions hygiéniques pour

Vivre longtemps, bien portant et heureux.

TRAITEMENT

PAR CORRESPONDANCE

Il vaut mieux, surtout quand c'est possible, que je voie le Malade qui réclame mes soins et que j'examine moi-même l'oreille affectée; malheureusement, il est beaucoup de personnes que leurs occupations ou d'autres raisons empêchent de venir à Paris.

Mais je puis... *à la rigueur*... me passer d'examiner le Malade qui ne peut pas venir me voir; il faut pour cela qu'il m'explique avec clarté et en détail tout ce qu'il éprouve.

La grande habitude que j'ai des affections de l'oreille me permet, quand le Malade m'a répondu au *Questionnaire* ci-joint, de reconnaître facilement la nature du mal; il existe, en effet, des rapports constants et toujours les mêmes entre les altérations matérielles de l'oreille et les troubles fonctionnels de cet organe, rapports ou relations qu'apprennent l'expérience et la pratique.

Pour l'aider dans cet historique, je le prie :

1° de parcourir ce livre et de lire surtout le chapitre relatif au développement et aux effets de la Surdité (voir § 13) et celui des Bruits dans les oreilles (voir § 14 et 15).

2° De me répondre *successivement* à chacune des demandes du *Questionnaire* ci-dessous, afin que j'aie tous les détails qui me sont nécessaires pour pouvoir reconnaître au juste la nature du mal et lui donner mon avis.

Il trouvera, au § 16, tous les renseignements désirables sur la nature et la durée de mon Traitement.

§ 34. **Questionnaire.** — 1° Quel est votre âge ? — Quelle est votre profession ? Votre vie est-elle active ou sédentaire ?

2° Quand et comment l'affection d'ouïe a-t-elle commencé ?

3° L'ouïe est-elle affaiblie ou perdue des deux oreilles, ou d'une seule (indiquer toujours si c'est la droite ou la gauche) ? — Indiquer à quelle distance, mesurée avec un mètre, on entend le tictac d'une montre. — Pouvez-vous suivre une conversation ?

4° Actuellement, entendez-vous des Bruits dans les oreilles ? — A quoi ressemblent-ils ? — Est-ce dans les deux oreilles ou dans une seule (indiquer toujours si c'est à droite ou à gauche) ?

5° Existe-t-il quelque écoulement ? des deux oreilles, ou d'une seule ? — Quand vous vous mouchez, y entendez-vous des gargouillements ou quelque chose d'anormal ?

6° Quelle est votre santé habituelle ? — Êtes-vous sujet à avoir des rhumes de cerveau ? — la gorge embarrassée et à cracher un peu, le matin surtout ? — le sang à la tête, la tête lourde, des étourdissements ? — froid aux pieds ? — La digestion se fait-elle bien ? — Allez-vous régulièrement à la garde-robe ?

7° Je prie les Dames de me dire si leurs époques sont régulières.

8° Quel traitement avez-vous déjà suivi ?

Je prie le Malade de me donner ces divers renseignements en répondant *successivement*, avec clarté et concision, *à chacune* de ces questions. — Je le prie de vouloir bien écrire *très-lisiblement* son nom et son adresse.

Dès que j'aurai reçu cet historique de son affection, et que je saurai ainsi quelle en est au juste la nature, je lui enverrai les divers objets nécessaires pour se soigner, ainsi que l'indication détaillée de ce qu'il aura d'abord à faire ; — puis, il m'écrira tous les cinq ou six jours, afin que je puisse diriger et suivre les progrès du Traitement, le modifier selon les besoins et le mener ainsi à bonne fin.

Docteur C. GUÉRIN,

Rue Valois, 17 (Palais-Royal), — à Paris
de 2 h. à 3 h.

TABLE

Mécanisme de la vie.

§ 1. La Digestion 1
§ 2. Le Sang 4
§ 3. Circulation du sang 5
§ 4. La Vie organique 7
§ 5. Purification du sang 10
§ 6. Respiration 11
§ 7. Système nerveux 14

Oreille et Ouïe.

§ 8. Oreille externe 21
§ 9.   — moyenne 24
§ 10.   — interne 28
§ 11. Mécanisme de l'Ouïe 33

Surdité.

§ 12. Causes de la Surdité 39
§ 13. Développement et Effets de la Surdité . . 50

Bruits dans les Oreilles.

§ 14. Causes des Bruits 58
§ 15. Nature des Bruits 61

Mon Traitement.

§ 16. Renseignements divers 66
§ 17. Huiles acoustiques. 69
§ 18. Baignades. 71
§ 19. Injections auriculaires. 72
§ 20. Fumigations 76
§ 21. Insufflation de poudres. 77
§ 22. Gargarismes, Injections gutturales. . . 79
§ 23. Révulsifs cutanés. 81
    Bains de pieds. 82
    Sinapismes. 82
    Vésicatoires 83
§ 24. Purgatifs. 83
§ 25. Vomitifs. 85
§ 26. Sangsues 86
§ 27. Cathétérisme de la Trompe d'Eustache. . 88
§ 28. Douches d'air 90
§ 29. Électricité. 93

Régime et Hygiène.

§ 30. Conseils généraux 95
§ 31. Régime 97
§ 32. Hygiène. 103
§ 33.   — de l'âme 113

Traitement par correspondance.

§ 34. Questionnaire 119

PARIS. — IMP. V. GOUPY ET JOURDAN, RUE DE RENNES, 71.

www.ingramcontent.com/pod-product-compliance
Ingram Content Group UK Ltd.
Pitfield, Milton Keynes, MK11 3LW, UK
UKHW022238120726
13694UKWH00003B/884